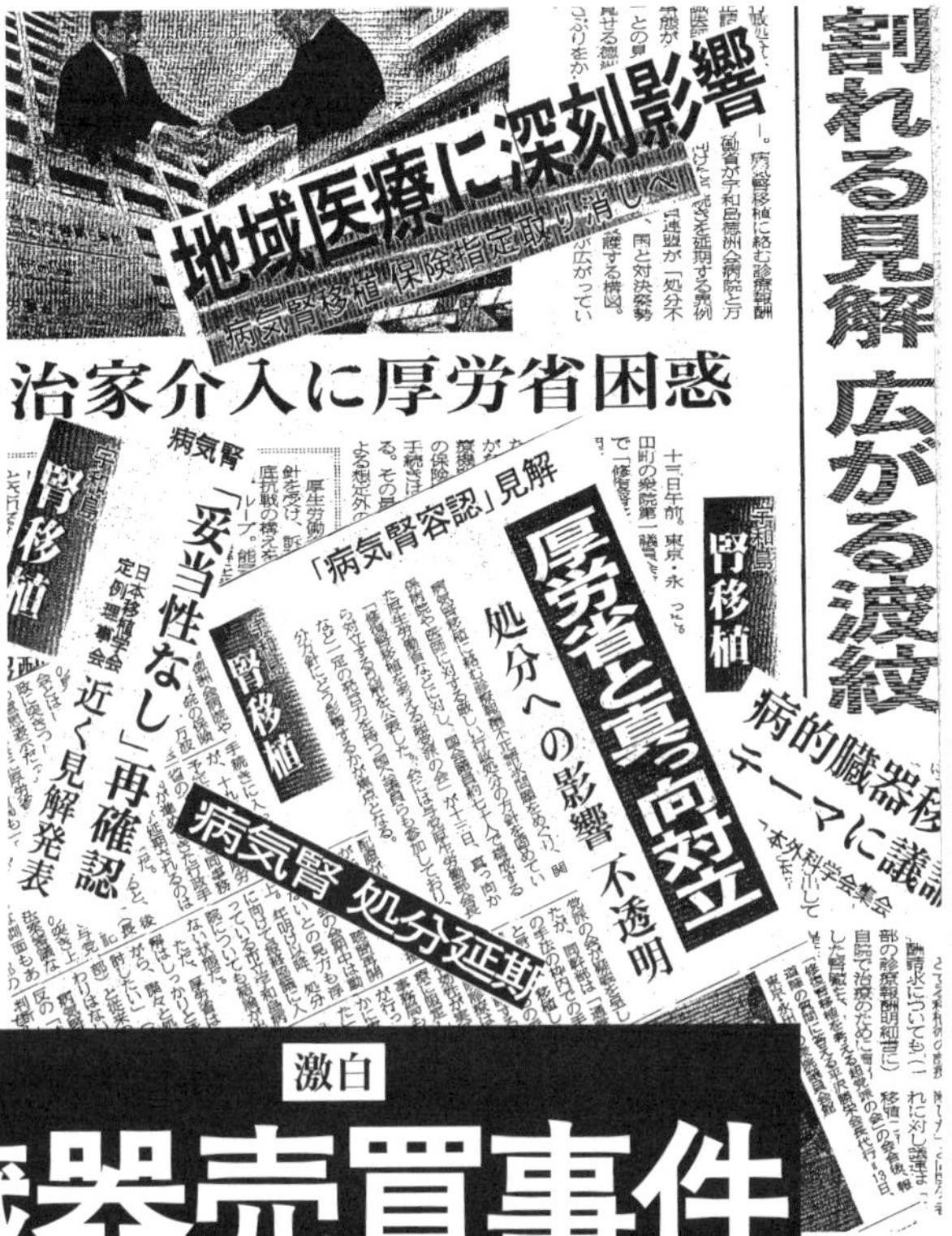
割れる見解 広がる波紋

地域医療に深刻影響

病気腎移植 保険指定取り消しへ

治家介入に厚労省困惑

宇和島 腎移植

病気腎 「妥当性なし」再確認

日本移植学会定例理事会 近く見解発表

「病気腎容認」見解

厚労省と真っ向対立

処分への影響不透明

宇和島 腎移植

病気腎 処分延期

病的臓器移植 テーマに議論

愛媛新聞「宇和島腎移植」より一部抜すい

激白

臓器売買事件の深層

腎移植患者が見た光と闇《やみ》

山下鈴夫

元就出版社

序章　予期せぬ出来事

二〇〇六（平成十八）年十月一日、私と妻とは、臓器移植法違反の罪状によって逮捕された。

　朝の八時半。刑事が自宅を訪れ、私は手錠をはめられ、妻はそのままの姿で、四国の宇和島署に連行された。

　日本で初めての臓器売買事件ということで、すでに私の自宅のあるマンションの前にはテレビ、新聞、雑誌などのカメラマン、記者が大勢待機していた。

　私も妻も、刑事のジャンパーを頭から被せられ、自宅から車で一分ほどしか離れていない警察署へと送られた。警察署に着くまで、延々とカメラのフラッシュが光っていたのを覚えている。

　その日の昼、夕方にはテレビのトップニュースにもなっていたそうだ。

　もちろん、留置場にいる私たちに、それを知る由もない。

逮捕から、およそ二ヶ月後に裁判が開かれ、二度目には判決公判が開かれた。結果は有罪であり、懲役一年、執行猶予三年という判決だった。

社会的制裁も随分と受けた。仕事にも影響を来《きた》したし、家族にも迷惑をかけた。

やがて、事件は風化し、人々の記憶からも消えていこうとしている。

かすかに残っている記憶は、こういうものではないだろうか。

重い腎不全の患者が、腎臓移植を受けるために、親族以外の女性に金品を渡してドナーとなってもらった。ところが、ドナーとの間で金額の折り合いがつかず、訴えられてしまい、それで患者側もドナー側も臓器移植法違反の罪に問われた。

テレビや新聞の論調は最初からこうであったし、人々に認識されている事件も、おおよそこんな感じだろう。

ただ、少し待っていただきたい。

私は、臓器移植法に違反したという事実を否定するつもりはない。私の無知や考えの甘さが原因だったとしても、違反は違反である。そして、そのことで多くの臓器移植に頼らざるをえない患者さんたちに迷惑をかけたことも、深く反省しているつもりである。

あるいは、徳洲会病院の万波誠先生をはじめとする関係者の方々にも迷惑をかけてしまった。ひたすらお詫びするだけである。

それでも、こうした人々の誤解だけは糺《ただ》しておきたいと思ったのだ。

時間が経ち、私も、妻も事件のことを少し冷静に見つめられるようになってきた。改めて事件を見つめてみると、いくつもの問題が潜んでいるのが分かる。

本当は、多くの人が抱いているような事件のイメージとは全く異なるのだが、そのことを発言する機会もなかったし、誤った報道に異義を申し立てるチャンスも訪れなかった。そのため、単純な臓器売買の話に矮小化されたきらいがある。

事件の全容は、私たちが警察で話したり、裁判で明かにされたのだが、この事件に関しては、裁判以前の誤った報道のほうが広まってしまったようだ。事実ではなく、作られたストーリーの方が流布してしまったと言える。そして、時間の経過とともに、そちらのストーリーが「事実」として残っていきかねないとも思えてきた。

私たちとしては、この事件を教訓として残さねばならないと思っている。

とにかく、この事件を通して提起された問題は、けっして少なくはない。

たとえば、日本において死体からの臓器移植が、極端に少ないという現状。移植手術さえ受けられれば助かる人たちが、毎年、大量に亡くなっているのである。

この問題からは、さらに病気腎移植に関することも考え合わせねばならないだろう。

これらが、非常に大きな見地からの問題提起だとしたら、次には私たちが裁かれた臓器移植法についての問題がある。

本書を読むと理解していただけると思うのだが、私たちは腎臓を「買った」のではなく、腎臓を提供してもらったことに対して「お礼を贈った」のである。気持ちとしては、そういうことだった。

いや、もちろん、それさえも現行の法律に違反しているのは確かであり、私たちの罪を軽くするものではない。何も言い訳や自己弁護をしたいのではない。

ただ、あのときの意識としては、生きるか死ぬかの境目にいる人間が、生命を保つための臓器を提供されたとき、手術してくれた医師やドナーに対し、言いようもないほどの感謝の念を抱くのである。これは、私じしんが死の淵から舞い戻ってきて、強く感じたことだ。

その感謝の気持ちをお礼の品物で、あるいは現金で贈ることを、一方的に禁止してしまっていいのだろうか、という問題である。

そう言うと、きっと「では、お金のない人は移植してもらえなくなるのでは?」という反論が出てくるはずである。

私の言いたいのは、そういうことではなく、あくまで提供を受けた後にそのような気持ちを持つことは止められないということである。それが形に表れるかどうかは、人それぞれだから、かまわないだろう。言葉で済む人もいれば、品物を贈りたくなる人もいるはずだ。

また、ドナーの側も、臓器の摘出手術を受けると、一ヶ月や二ヶ月は仕事を休まざるをえなくなる。肉親であれば、それもまた仕方ないと思えるが、親族でも少し離れた関係だと、それだけでドナーになることを拒む理由になってしまうのだ。

たとえば、その間の生活費を負担するという制度は作れないだろうか、という提案もある。

私は、腎臓移植手術を受け、何とか生きてこられたことを実感している。

留置されている間に、足がすっかり弱り、車椅子生活を余儀なくされてはいるものの、糖尿病性の網膜症は二度の手術で多少は回復し、とりあえずは普通に暮らしていくことが可能になっている。

万波医師やドナーには感謝してもしきれない。

だからこそ、あのときの、希有《けう》な体験を書き記し、多くの人に「臓器移植」について考えて欲しいのである。臓器移植については、まだまだ不備の多い制度であるし、人々の意識もそれほど高くはない。そもそも、広く知らしめられていないのである。


ほとんどの人は、自分には関係ない、と思っているだろう。

かつての私もそうだった。

病気ひとつしたことのない私が、あっという間に体調を崩し、死の間際までいってしまったのである。

そんな私が、どのようにして移植手術を受けるに至ったか。そして、臓器移植法違反の罪で逮捕され、被告として法廷で裁かれることになったのか。

その過程を、正直に、けっして自己を飾ることなく、綴ってみようと思うのである。

第一章　病状の悪化

二〇〇〇（平成十二）年四月のことである。

このとき、私は宇和島市内にある新しい住まいの、あるマンションに移ろうとしていた。その引越しの際、荷物を運ぶのに非常に疲れてしまい、妙に体力が落ちていることを実感した。

今にして思えば、このときが、私が苦しむことになる病の発端だったようだ。体、とくに足がだるいのだ。それも左足だった。

その後も食事は進まず、体のだるさは続き、たちの悪い風邪を疑ったりもした。柔らかい食べ物や液状のもの（お粥や雑炊、豆腐、味噌汁）は十分に食べられた。不思議なことに、好きだったビールを飲むと、体の調子がもとに戻ったような気になり、そのため調子が悪いと言いながらも結構外や家で飲むことが多かった。

夕方、仕事を終えて家に帰ると、腹は減っているのだが、固形物が食べられない。とにかく、体がだるい。次の朝も起きられず、夕方までぐったりとして布団に寝ていることもあった。

夜中にトイレに行こうと起き上がるのだが、頭がふらついてどうにも歩きにくい。やっとの思いでトイレへたどり着き、用を済ませると、今度は手探りでまたベッドに戻ったりもした。

足のだるさは続き、どうも筋を傷めたのかもしれないとも思った。

薬局で、磁力の出る絆創膏を買い求め、それを貼ったりもした。それで、少し調子が良くなったように感じた。

このような状態がどれぐらい続いたろうか。かなり長期間にわたっていたのは確かだ。

周りの者は病院へ行けと勧める。しかし、私は昔から大の病院嫌いであり、とても行く気はしなかった。

それまでの私は健康であることを自負してきた。一九四七（昭和二十二）年生まれで、このとき五十三歳。その半世紀の人生で実際に大きな病気をしたことは一度もなく、市役所の国民健康保険の担当課からは、毎年、表彰を受けるほどだった。つまり、健保をまったく利用しない、優良な納税者ということである。記念品が届くと、健康とは自分のためにある言葉だとさえ思っていた。

会社でも健康診断は行なっていたのだが、私は受けていなかった。それも長いこと受けていない。検査されるのも大嫌いなのだ。

家族の誰も大きな病気はしたことがない。ただ、父親がかなりの酒飲みであり、糖尿病を患っていたことだけは覚えている。

当時の私は体重が九十キロの巨漢でタバコもビールも、かなりの量を飲んでいた。だから、体調が悪くなったときも、「どうせ、これまで働いてきた疲れが溜まったのだろう」、あるいは「男の更年期障害か」、その程度のことと決めつけ、自分自身を納得させていた。

ただ、思い返してみると、まったく不安がなかったわけでもない。何か変だ、何か変だ、とは感じていた。

たとえば、目の調子がおかしくなっていた。車を運転していて、トンネルに入ったとき、道路の白線が見えなくなったりした。明るいところから急に暗いところに入ったとき、この症状が出たようだ。

自宅から私の会社に行くとき、途中にトンネルがひとつある。どうも、そこを通るとき、不安がつきまとった。

このとき、病院ではなく、眼鏡店に行った。いまにして思えば、「目のせいだ」と無理に思い込もうとしていたのかもしれない。老眼がひどくなったのではないか、と。

しかし、眼鏡店では「医者に行ったほうがいいですよ」と言われた。

それでも、行かずにいた。

初めての船酔い、突然の歩行困難

私の仕事は、主に養殖用の魚の稚魚を輸入して、それを養殖業者に販売することである。もともとは父の営んできた鮮魚の販売にはじまり、活魚を大阪や東京に販売したりと、魚に関わる仕事を続けきた。そして、ここ二十年ほどは稚魚の仕入れと販売を行なっていたのだ。

ここで家族についても記しておくと、妻と暮らしているが、後に報道などで「内縁の妻」とされているように籍は入っていない。これは、ともに再婚、子どもも成人しているからである。私の息子は独立し、遠くで暮らし、二人の娘はすぐ近くに住んでいて、行き来している。

仕事柄、出張も多い。国内、国外と各地を巡ることになる。名所、旧跡、美味しい食事、そうしたものが楽しみであった。ところが、体調悪化が続くと、そうした楽しみがあまり望ましくはなくなっていた。あまり出張に行きたいと思わなくなったのだ。肉体のほうが精神にブレーキをかけさせているかのようだった。

その年の秋、広島へ鯛の稚魚を見るための出張があった。訪れる先は、江田島の隣の能美島である。

相手の会社の社長に会わねばならなくなり、私の会社の従業員だけでは済まなくなったのだ。それで社員を二人連れ、私もまた広島へと向かった。

松山から広島までは高速艇で渡る。これまで何度も使ってきた航路だ。一度も船酔いなどしたことがない。船には強い、それが私の自慢でもあった。

しかし、このときは違った。船が港を出るとすぐに気分が悪くなり、吐き気を催してきたのだ。もちろん、この年の春から続く目眩《めまい》や、目のかすみもある。脚の運びも、どこか覚束なくなっていた。

それでも、生まれて初めて船酔いをしたことが最もショックであった。能美島に着くと、すぐに筏のそばまで行き、鯛の稚魚を見せてもらうことにした。ここでも、生け簀に上ろうとするのだが、脚がふらつき、腰が定まらない。頭はふらふらし、目眩もしてきた。

仕方なく、このときの視察は従業員に任せて、何とか現地を後にすることができた。家に戻り、ゆっくり休んだところ、それなりに復調したようである。職場では主に電話での応対などをこなし、従業員を采配しながら仕事をしていった。

体の調子が思わしくなくとも、喋るのだけは達者であった。韓国語も話せる。だから、大切な商談は自分でこなしていたのである。

その後にも韓国の会社との取引が持ち上がってきた。この商談も、私でなければ進まないだろう。それで、このときも従業員二人を連れ、韓国へと出向くことになった。

福岡から飛行機で釜山空港へ。

飛行機が空港に到着し、さて、機内から外へ出ようかというとき、何と脚が動かなくなってしまった。歩けないのである。二人の従業員が肩を支えてくれて、何とか飛行機を降り、車でホテルまで連れていってくれた。

ちょうど船酔いと同じような状態であった。吐き気がして、悪寒が立ち上ってくる。

韓国の食事は辛くて、普段の私ならキムチもビビンバも大好物なのだ。しかし、このときはまったく食が進まず、レストランで出されたものはほとんど手付かずのままだった。食欲はなくとも、なぜか空腹は感じていた。一晩中、腹が鳴り続けた。

ところが、こんなときでもビールは飲めたのだ。ビールをちびちびと飲み、それで腹を膨らませようとした。

次の日も調子は戻らない。仕方なく、同行してくれていた従業員に現地へ行ってもらった。私はホテルの部屋で連絡を待つだけである。何のために韓国まで来たのだろう、悔しくて悔しくてたまらなかった。

このときの韓国出張は二泊三日である。自宅へと戻ったとき、私は疲れ果てていた。それから二日間というもの、食事とトイレで起きる以外は、ほとんど死んだように眠ってしまった。

対向車線を逆走

きちんと記録をつけていたわけではないので、はっきりとしないが、この韓国出張のころから尿にも異変が出てきた。

まず、尿の量が少なくなっていたようだ。そして、なかなか出にくくなることも多くなった。相変わらずビールだけは飲めたし、他にも水分は大量にとっているのに、そのような状態だったのだ。

家族の者は「病院へ行け」としきりと言うのだが、一日休めば翌日は何とか動ける程度には回復する。

このときでさえ、ちょっとした風邪だろうと自分を騙しながら、一日一日を過ごしていった。

ときに小康状態が続くと、子どもや孫を連れて大人数でファミリーレストランに行くこともあった。

そんなある日のことである。

このときも、家族など、大勢で食事に出ていた。

不思議なこと、いや、とんでもないことが起こったのだ。

食事を終えて、車でレストランを出たところ、後ろから来ていた娘の車が勢いよく何度もクラクションを鳴らした。

どうしたのかと思い、私は徐行しはじめた。

そのときにやっと気づいたのである。

何と、私は対向車線を走っていたのだ。

もしも、向こう側を勢いよく走る車があれば、私の車と正面衝突するところであった。

私は不安になった。どうしたんだ？　体のせいか？　視力のせいか？　認知症……いや、まだ早いだろう。

白内障ではないか。うん、きっと、そうだ。

視界がぼんやりと霧がかかったようになってきていた。私は、勝手に原因を白内障と決めつけるようになっていた。

自動車については、もう一度、同じような失敗をしている。

韓国から、取引相手の船が来るということで、宇和島港へ車で向かったときのことだ。その帰り、私はいつの間にか道路の路肩を走っていて、車が止まってしまったのだ。

少し経ってから、背筋に冷たいものが流れた。

おかしい。

どうも、おかしい。

やはり、目なのか。それとも、頭の血管だろうか？

病院へ行こうかという思いも過《よぎ》ったが、そうなると、もう車の運転はできないだろうと直感した。そのため、さらに病院行きを先へと延ばすことにしたのである。

その後、体のほうは一気に悪くなることもなく、一進一退を続けていた。

とは言っても、けっして快方へとは向かわない。むしろ、少しずつ退却をしているような感じであった。

友人たちから飲み会の誘いが来る。酒、とくにビールが嫌いなほうではないから、以前なら、都合がつく限り付き合っていた。しかし、この時期はだんだんと断ることが多くなっていた。そのうちに、友人たちも誘ってくれなくなる。寂しい思いはあったのだが、行きたい気持ちが起きないのだから仕方なかった。

家族とともに、私の好物だった焼肉を食べに行っても、二切れほどを口に入れるともう食欲が失せてしまった。明らかに食べるものの好みが変わっていたのだ。

宇和島市立病院に緊急入院

一時、体調が落ち着いたころがあった。韓国へと鯛を輸出する事業が忙しくなり、そのことで気が紛れていたのかもしれない。

もちろん、悪化することも恐れていたから、「体に良い」と言われるものはできる限り試してみた。広告で見たり、他人が勧めてくれたものは、すぐに購入した。青汁、香酢といったものだけでなく、血液に良いと聞いてフノリを広島から取り寄せ、毎日沸かして飲み続けたりもした。どろどろとして飲みにくかったが、「良薬口に苦し」の言葉を信じて、我慢して飲み干していた。

これらが効いたのかどうか。気分的には、少し良くなってきたような気がした。

そういえば、この時期、十七年間飼い続け、可愛がってきた猫が、私と同様に体調を崩し、病院へ連れていく日々を送っていた。その間は自分の辛さを忘れ、猫のことばかり考えていた。

動物病院の医師は、「もう老衰ですね」と言う。

猫は食事をとらないので少しずつ痩せていく。点滴をしてもらい、入院もさせた。

この猫は私にとって家族も同然なのである。とくに子どもたちが独立してからは、子どものようにして可愛がってきた。

家族全員が出かけて、家に誰もいなくなるときは、ラジオをつけたままにして寂しくないようにしておいた。水も切らさないように、家中のあちこちに置いてあったし、寒くなれば暖かい寝具も用意した。大切に大切に育ててきたのである。

私たちの看護の甲斐もなく、猫が逝ったのは二〇〇四（平成十六）年一月五日のことであった。

この猫に死なれたことはショックだった。その後も、なかなか立ち直れなかった。

意気消沈するとともに体調も悪くなっていく。

猫の死の直後、私は風邪をこじらせてしまった。何日も熱が下がらず、ベッドから起きられなくなっていた。近くで開業する内科医に往診を頼んだ。風邪ですと言われ、薬を処方してもらった。ただ、このとき「一度、大きな病院で検査してもらったほうがいいですよ」とも言われた。

それでもまだ、病院へ行こうとは思わなかった。

このころだったろうか。

ある日、足がぱんぱんに腫れてしまった。臑《すね》から足首、足の甲にかけてだ。そのうち、足の甲の皮が剝げてきて、液体が出てきた。後で分かるのだが、これはリンパ液であった。足が腫れていたのは、このリンパ液がリンパ腺から下へと流れてきていたせいであった。そして、末端である足に溜まり、甲の部分から漏れてきたというわけである。液体が出ると、足のむくみは治る。

これではどうしようもないので、足の指にティッシュペーパーを挟み、それで靴下を履いた。足が膨れてしまったため、靴も紐を緩めて履くようになった。

リンパ液は、乾くとかちかちに固まる。薬局から消毒液を買ってきて、妻に塗ってもらった。

いいかげんに病院へ行きなさいと、家族のみんなから言われる。

私も心配であったが、病院嫌いはどうしようもない。

それでもまだ、行く決断はつきかねていた。

薬を飲んでも、だるい状態に変化はない。かなり長い間、伏せっていたのを覚えている。

やっと調子が良くなったかなと思ったところ、大変な事態となった。

血尿が出たのである。

真紅の尿がほとばしり、やがてピンクに変わった。

体中の力が抜けていき、その直後、体の奥がかーっと熱くなるのを感じた。

私の家族がかかりつけだった医師に往診を頼んだところ、血液検査など詳しい検査ができないので大きな病院に行くよう勧められた。

私は、すぐさま家族を呼び、宇和島市立病院へと連れていってもらった。

これが、二〇〇四（平成十六）年二月のことである。あの引越しで不調を感じてから、すでに四年が経っていた。

宇和島徳洲会病院に転院

病院では、すぐに入院するよう告げられた。

ついに来るところまで来たか。がっくりときてしまった。

早く来れば良かった、とはもちろん思っていた。しかし、悔やんでもしようがない。

この日は、血尿に加えて、黒いタール便まで出た。そして、下痢である。

とにかく、あらゆる検査をしてみるというのである。入院するのは生まれて初めてのことだった。逃げ出したかった。ところが、足も痺れて、スリッパが履けない。逃げ出すなど、到底無理な話だった。

病院に来て良かったのか、悪かったのか。判断ができなかった。ただ、内心では、ほっとしていたのも確かだった。

胃カメラも飲まされた。七つもの潰瘍が見つかった。そのうちの三ヶ所からは出血していたという。

潰瘍部分の細胞を採取し、良性か悪性かを調べることになった。これは後になって良性であることが判明した。このときだけは、久しぶりに体のことで嬉しくなった。

胃の内部の出血が大量にあったのだから、貧血のために頭がふらふらしていたのは当然であった。

心臓も少し腫れているという。肝臓の調子は良好。だが、腎臓はかなり悪いと言われた。点滴と薬漬けの日々である。水分を制限されたのは辛かった。一日七百CCと決められていた。小型の缶ビールなら二本分である。のどが渇き、水が飲みたくてたまらなかった。

体中に病気を抱えている。これこそ病気の総合デパートといったところだろう。医師の説明を聞きながら、よくも、ここまでと、我ながら妙に感心してしまった。

だるさは、ますますひどくなっていた。痛いというよりだるいのだ。背中が重苦しかった。

検査も続いている。とくに腎臓が悪いようで、生検をすることになった。これは大きな針を腎臓に刺して、細胞を取り出して検査するのである。それを聞いた途端、恐ろしくなった。注射も大嫌いだから、体に針を刺すことには、どうにも慣れることができなかったのだ。

この生検の日だったろうか。トイレで、再び大量の血尿が出た。貧血の薬、点滴では間に合わないほどの出血量である。

やはり、人間というのは多量の血を見ると怖さを感じるようである。私だけでなく、付き添いの人たちも驚き、顔を覆うほどだった。

このときからトイレ付きの個室に移ることにした。

もう、私の神経も相当にまいってきていた。放尿のたびに血尿なのだ。その血尿も、初めに血の固まりがぽとんと落ちて、その後には凄い勢いで血の混じった尿が出てくる。血の赤を見るたびに「もうこれまでか」と気持ちがだんだんと落ち込み、沈み込んでいく。

貧血もさらにひどくなっていった。それまでも、足元がふらついてどうにもならなかったが、もうトイレも介添付きでなければ無理であった。

トイレへの往復だけで心臓の鼓動も激しくなっていく。

これで終わりかと何度も観念する有様だった。

忘れもしない、そのような状態のときである。

見舞いに来た友人が、こう言ったのだ。

「(宇和島)徳洲会病院に、腎臓専門の偉い先生がおる」

それまでも人伝えには聞いたことがあった。ただ、あまり熱心には考えてみなかった。

家族に相談し、ここまで診てもらった宇和島市立病院には悪いが、思い切って転院することを決めた。

まだ治療の途中でもある。とくに、この市立病院での対応に問題があったわけではない。申し訳ないとは思ったものの、後で悔いを残さないようにということでの決断だった。

主治医の先生は、何も言わず、静かに退院の手続きをとってくれた。

一日だけ自宅に戻り、再入院の準備をして、二〇〇四(平成十六)年四月二日に宇和島徳洲会病院に入院した。

そして、翌三日、私は初めて万波誠先生にお会いするのである。

万波誠先生との出会い、そして確信

万波先生の第一印象は、普通のどこにでもいるおじさんといった感じであった。そして、遠慮のない、ざっくばらんな人だと見受けられた。

「必ず治してやるけんのお」「まかせときんさい」

その口調も柔らかく、目の奥には優しさが漲《みなぎ》っていた。

その眼の輝きが、私には嬉しかった。よし、この人を信じていこう、心の中で誓っていた。

その途端に、ほっとして気が楽になったのを覚えている。

実際、万波先生の仕事ぶりを見ていると、その決心が間違っていないと分かってきた。何ごとも一生懸命なのである。先生は、夜中でも回診していた。よく、夜中に私の病室を訪れては、見舞い客が置いていった菓子をぽいっと口に放り込み、腎臓のことや食事療法のことなどを教えてくれた。その表情は、常に笑顔である。

何も私に対してだけそうだったわけではない。誰に対しても、どの患者に対しても、同じように接しているのを見かけた。そして「頑張れよ」と励ましてくれる。

「ワシは仕事ばっかりしよるけん、家庭も振り返らんかったけー、十年前に女房が出ていってしもうた。娘たち（二人いるそうだ）にも悪いこと、してしもうたんよ」

いつも、そう言っては、ちょっとだけ寂しそうな顔になった。先生の孤独な一面を垣間見たような気がした。

ただ、すぐにその寂しそうな顔は消えてしまう。

「ワシはなあ、いま一人でも多くの患者を助けれたら、それが生き甲斐なんよ」

そんな万波先生を見ていると、ああ、これが真の医師の姿なんだなと思わずにはいられなかった。

ちょっとでも患者に何かがあれば、どこにいても飛んでくる。言葉どおりに「飛んでくる」のだ。私の体調が悪化したときなど、九州に出張中だったにも関わらず、わざわざ大汗をかきながら駆けつけてくれた。そのときほど、私は「死んでなるものか」と思ったことはない。この先生の誠意に応えるためにも、生き続けてやろう、と。

ある夜の会話。

「先生、大勢の手術の後は疲れるじゃろ?」

「何ちゃ（何ともないよ）！　ワシは単純なんよ。腎臓病で苦しみよる人を一人でも多く助けれたら、それで本望なんよ」

私とのやり取りが終わると、暗い廊下へと出て、ナースステーションの方へと向かう。もうすでに零時は回っている。部屋を出ていくときの後ろ姿を見て、この人はいつ眠るのだろうと不思議に思っていた。

さて、私の病状のほうである。

検査の結果、腎不全であることが分かった。それもかなりの重症であるという。

命が助かるためには、透析が欠かせないということだった。それまで五十数年生きてきて、最もショックなことだった。頭の中が真っ白になった。他人ごとのような気もしたし、どこか遠い所で起きていることのような気もした。けっして自分のことではないと否定したかったのだ。

検査結果が出た途端、万波先生も「すぐに透析の準備をせないかんなあ」と言う。やっぱりか、とさらに気落ちした。腎臓が悪くとも、もしかしたら薬物治療だけで治るのではないか、と淡い期待を抱いていたのだ。

そんなことは素人考えだと、すぐ後に教えられた。腎臓は一度機能が働かなくなると、もう二度と戻らないものだと、当時の私は知らなかったのだ。

重症の腎不全の場合、透析か腎臓移植をしなければ生きていけないのである。移植手術のほうは、もし行なうとすれば大手術になるだろうし、他人の世話にならなければ無理である。もちろん、決心だってすぐにはできない。まず、透析をしながら様子を見て、その間に今後の治療法を考えていく、それが苦渋の決断であった。

第二章　見えない患者

私たちは、自らが健康である間は病気について考えることがない。健康であることが当たり前になってしまうから、病気のことや病人のことについて想像しようともしない。

私たちが病気のことを考えるのは、自分が、あるいは身近の親しい人が病を得てからである。そのときになって初めて病気と向き合い、病気についての知識を得たり、医療の現場、患者や医師をめぐるさまざまな事象に思いを馳せたりするのである。

どんな病気であっても、必ず苦労は伴なう。世の中に完全な医療体制というものも存在しない。時には医療現場の不備や問題点に直面し、そうしたことを声高に叫ぼうとするのだが、しかし、多くの人たちは健康なときの自分と同じなのだ。病気について考えることのない人たちである。彼らの耳に、訴えかける声はなかなか届いていかない。

そんな人たちに対して、「（医療について）関心がないのか」と問うと、きっと誰もが「そんなことはない」と反論するだろう。半ば本音である。ただ、その半分、やはり「関心がない」というのも本音である。健康であるときに切実感をもって病気のことを考えろといっても、それは無理な相談なのである。

それゆえに、たとえば医療事故、たとえば薬害問題、たとえば医療費値上げの問題などなど、病気や病院、医師や患者を取り巻く諸々の問題がマスコミに取り上げられても、一時は話題が沸騰するものの、広範な社会問題として定着し、深まることがない。熱が冷めた後、人々の記憶からは忘れ去られてしまう。

臓器移植についても、そうだ。

とくに、腎臓移植については、二〇〇六（平成十八）年、宇和島徳洲会病院の万波誠医師らによる病気腎移植問題がクローズアップされた。その後こそ、腎臓病や患者の置かれている立場について捉え直すための良い機会になるはずだった。病気腎移植とは何なのか、この移植技術のどこが問題なのか、生体腎・死体腎移植との違いとは、と病気腎移植が投げかけた問題を糸口にして、より大きな、広い医療の問題点へと足を踏み入れられたのである。

しかし、いま、この問題について語るマスコミは僅かであり、巷では新しく湧き上がってきた別の話題やニュースが人々の口の端に上っている。

そして、これからも同じことが何度も何度も繰り返されるのである。

私じしん、重い腎不全を患ってから、この病気の詳細を学び、知るようになった。

本当ならば、健康なときに、こうした病気について、医療について、ほんの僅かでも学ぶべきだった、と思わないでもない。

すべての患者は病気になって初めて現状に直面するのである。そのとき、医療のプロフェッショナルである医師にすべてを委ねる以外、ほとんど選択肢はないのである。ただ、病気とは、予期せぬ形で私たちを襲いくる。誰も前もって予測することなどできはしないのだ。

それなら、少しでも準備は整えておいたほうがいいだろう。少しでも知識を得ておいたほうがいいだろう。病気について学ぶことが、そのまま心の準備にもつながるはずなのだから。

「肝腎要」の臓器・腎臓

腎臓とは泌尿器系の器官のひとつで、形状はソラマメのような臓器である。腹腔の背中側の背骨の両側に一対、つまり二つある。大きさは、十センチから十三センチほどで重さは百五十グラムほどだ。

その役割は、簡単にいってしまうと、体内を巡る血液から老廃物や余分な水分を取り除き、体の外へと排出してやることにある。血液を濾過するフィルターのような機能と考えればいい。

排出されるのは、老廃物や過剰な水分のほかにもナトリウムやカリウムなどのイオンといった電解質、それにさまざまな薬物も腎臓を通っていく。

もうひとつ、重要な腎臓の機能は、過剰なナトリウムを排出してやって、血圧を調節することである。ナトリウムの排出量が少なくなると、血圧は上昇しやすくなる。腎臓を患うと、こうした血圧調節機能が低下するため、高血圧になる傾向があるのだ。

他にも赤血球を作ったり、骨の発育を促すホルモンを分泌する機能ももっている。

体内に二つ存在する腎臓だが、普通の場合、どちらかひとつだけでも生活に支障を来さない程度の機能は果たすことができる。ただ、二つともの機能が不全となったとき、人は生きていくことができなくなる。まさに「肝腎要」という言葉があるように、非常に大事な臓器なのである。

この腎臓の病気としては、次のようなものがある。急性腎不全、慢性腎不全、腎盂腎炎、腎臓癌、ネフローゼ症候群などなど。

とくに腎臓の働きが悪くなり、機能障害を起こした状態を腎不全と呼ぶ。このことは誰でも知っているだろう。そして、突然、こうした機能障害を起こしたものを急性腎不全、徐々に時間をかけて悪化していったものを慢性腎不全という。これも、よく知られている。

急性腎不全のほうは、大きく「腎臓に流れる血液が減少するケース」、「尿路が詰まってしまうケース」、それに「腎臓そのものが障害を起こすケース」とに分けられる。いわゆる腎臓結石や尿管結石などで尿路が塞がれてしまったり、事故で出血がひどいときなどにも、こうした急性腎不全がみられる。

なるべく早くに治療を施すことで、十全な治癒も可能であり、とにかく原因の除去を行ないさえすれば腎臓の機能障害も短期間で済むのである。

問題は、むしろ、慢性腎不全のほうである。

慢性腎不全の原因で最も多いのは慢性糸球体腎炎からくるもので、ほぼ半数がそうである。次が糖尿病性の腎症となる。ただ、透析導入にまで至った症例、つまりはかなり重い腎不全となると、糖尿病からくる腎臓障害のほうが四割近くになる。慢性糸球体腎炎は三割ほどだ。他にも、比率は少ないが膠原病や長期にわたる高血圧による腎臓障害から慢性腎不全になる場合もある。

さて、その症状だが、他の多くの病気と同様に、初めは無症状である。

その時期を過ぎると、やがて軽度の貧血などがみられるようになり、血液中のカルシウムやナトリウム、リン酸といった成分のバランスが崩れてくる。リン酸の濃度が高まり、カルシウムやナトリウムは低くなっていくのだ。

そして、第四期といわれる症状になると、尿毒症や末期腎不全へと陥ってしまう。

特徴的なのは、浮腫が見られることである。リンパ液などが皮下組織にたまり、皮膚が腫れた状態になる。私の脚のむくみなどもそうであった。

また、尿毒症というのは尿毒素が起こす症状なので、不揮発生産性物質であるところの尿毒素によって、たとえば呼吸困難が引き起こされる。呼吸が苦しくなってくるのだ。

さらには、ひどい貧血、肺水腫、また神経障害に伴う諸々の症状（意識障害や頭痛）もみられるし、骨の密度がすかすかになる、いわゆる骨粗鬆症にもなってしまう。これは、リン酸の排泄がなされないために血液が高リン酸化してしまい、そのために逆にカルシウムの比率が低くなってしまうのだ。また、腎臓で活性化されるビタミンDも不足していくため、さらに血中のカルシウム不足が進んでいく。すると、人間の体というのは、骨に含まれているカルシウムを血液に溶かして濃度を高めようとしはじめる。そのために、骨密度が一気に低下していくのである。

何の治療も施さなければ、当然、死へと至る病なのは確かなのだ。では、どのような治療法があるのかというと、まず、腎臓の負担を減らして、他の臓器に及ぼす障害を防ぐための「保存療法」がある。基本的には「食事療法」、「安静療法」、「薬物療法」となる。

食事療法の場合、タンパク質の量を減らし、その分、炭水化物の量を増やして高カロリー食となる。さらに、塩分やカリウムの制限も考え合わせねばならない。

また、排尿の量によって、水分摂取量も変わってくる。

こうした保存療法によって症状が改善されれば言うことはないが、そうならずに、腎機能が完全に廃絶してしまうこともある。つまりは、末期腎不全である。そのときに打つべき手は「透析療法」、そして「腎臓移植」となるのだ。

ここからが、腎臓病に特徴的な苦労と苦難とが表面化していくのである。

煩しく負担のかかる人工（血液）透析

一言で「透析」といっても、二通りあることはあまり知られていないだろう。「血液透析」

と「腹膜透析」であるが、一般的に、単に「透析」とか「人工透析」とか呼ばれるのは、前者の「血液透析」のことである。ダイアライザーという人工腎臓に血管をつなぎ、一回に四時間から五時間をかけて透析する仕組みである。

ここにおいて、先に述べたような「健常者」と「患者」との意識の温度差がはっきりするといえる。健康な人たちは、こう考える。症状を軽減するため、週に二回や三回、時間をとられたってかまわないではないか、と。しかし、透析に付随する煩わしさは経験者でなければ理解できないだろう。そして、その苦しさも。

ダイアライザーとは、人工膜で作られた髪の毛よりも細いストロー状の管が一万本ほども束ねられたフィルターである。人工膜には微小な穴が開けられていて、ナトリウムやカリウムといった電解質や尿毒窒素などの毒素や水分は通過させる。しかし、赤血球やタンパク質などは通さないようになっているのだ。

流れとしては、腕の血管から血液を外へと出してやる。ダイアライザー内を回すためには毎分二百ミリリットルの流量は必要である。

こうした腕から体外の通路へと流された血液はダイアライザーを通って、再び体内へと戻される。このとき、人工膜を通って、本来ならば人間の体に必要な物質のいくつかも排出されてしまうのである。今度は、逆にそれらを透析液に含ませて血液中に補充することも行なわれる。つまり、ダイアライザーは老廃物や余分な水分を排出する、もともとの腎臓の持つ役割とともに、人工であるがゆえに「やり過ぎてしまった」排出分を補う役目も担っているのである。

　血液透析のための機械は精巧でなければいけない。流れる血液量の調整はもちろん、空気が入らないようにしたり、血液が固まらないような薬品を注入したり、あらゆる面から血液の浄化を行なっているのである。

　しかし、それでも体内の血液をすべて体外に出してしまうのだから、肉体的な負担は想像するに難くない。それはそうだろう。たとえば、献血や検査のために血を採取されるときのことを考えてみればいい。あれは、外に出すだけであるが、それでも血液が出て行くのを見ていると、どっと疲労感が増すのではないか。血液もまた肉体の一部なのである（だから、臓器移植に反対する宗教団体は輸血も拒否するのだ）。

　腎患者の多くが、血液透析を行なった後には途方もないほどの肉体的な疲労、悪寒、障害を訴えるのも、そのためである。

　透析の最中にも、身体の痛みや血圧低下がみられるし、透析後には頭痛や胸のむかつき、血圧の低下や筋肉の痙攣などが起きてくる。多少の個人差はあるが、透析を行なった日には日常生活がまったく送れないほどの疲労感を感じる人もいるのである。

　これが透析そのものが及ぼす肉体への負担だとしたら、もうひとつ、透析を行なうために腕の血管に出入り口を作る作業、これを「シャント（英語で、短絡を作るの意）」というのだが、そこから受ける負担もある。

外シャントと内シャント

一九六〇年代初めまで、血液透析はあくまで急性の腎不全患者が対象だった。というのも、血液を流す血管は、透析のたびに手術をして動脈と静脈を露出してやり、そこにチューブをつないで透析していたのだ。終了するとチューブを抜いて、縫合する。透析を繰り返すと、使える血管は、なかなか見つからなくなっていく。だいたい五、六回が限度とされていた。そこで慢性の腎不全患者には使えなかったのである。必要なのは、豊富な血流である。そのためには太い血管が必要であり、それも恒常的に使用できれば言うことはなかったのだ。

この血液透析に光を与えたのが、アメリカの医師グループによる外シャントの開発である。一九六三（昭和三十八）年のことである。テフロンやシリコンといった素材を使ってU字型のチューブを作り、それで腕の動脈と静脈をつないでやるのだ。すると、動脈から静脈へと血液が流れていく。ここで豊富な血流が得られる。透析を行なうときは、チューブの中ほどの連結管を外して人工腎臓につなげばいい。そして、透析が終われば再びチューブを連結させるのである。

これだと何度でも透析が行なえるため、ここにおいて慢性腎不全の患者に対しても血液透析が可能になったのである。

この外シャント法は、比較的に手術も簡単なため、いまも使用されている。

ただ、この外シャントには詰まりやすいという欠点があるのだ。また、体外を血液が流れるため、連結管の部分などから細菌に感染する恐れもある。

そこで生まれたのが、内シャントである。これは一九六六（昭和四十一）年に、やはりアメリカの医師二人が、まさに「発明」した方法だ。

腕の血流とは、動脈から指先の毛細血管へと血液が流れ、それが静脈を通って戻ってくる。この指先に行き渡る前の段階、ちょうど腕時計をはめるあたりで、言葉どおり「短絡化」させてやるのがシャントなのだが、それを体内で行なったのである。腕を切り開き、動脈と静脈とを直接縫いつけてやる。すると、動脈からは指先へと向かう血流と、静脈へと流れ込む血流とに別れる。直接、動脈から血液が流れ込む、吻合部分は一、二週間も経つと、非常に太くなり、血流も多くなっていく。

透析時には、ここに針を刺して、豊富な血液をダイアライザーへと流していくわけである。この内シャントだと、血液透析するたびに針を刺すので痛みは伴うものの、感染の危険は少なくなり、また、外見もほとんどシャントの存在が分からない状態になる。

ただ、外シャントにしても内シャントにしても、血管に人の手を入れて連結させ、なおかつ週に数回はそこから血液を流出、流入させねばならないのである。相応の負担がかかるし、何年もの透析により血管は傷んでくるのである。

『腎臓移植最前線』（青山淳平著）という本の中に、慢性腎炎の男性患者の話が出てくる。姉からの腎臓移植、しかし、それが機能しなくなったため、外シャントによる透析を始める。そのシャントも数ヶ月で詰まってしまうため、新たに腕を切り開き、血管の別の箇所にシャントを作る。三十二歳のときから、内シャントに替えて透析を行なうようにした。ただ、その血管も六年余りでぼろぼろになってきたのだという。

この男性は、合計すると十二回もシャントを作り直している。その腕は《大やけどの痕のようにただれ、もはや腕にシャントをつくることきわめて困難な状態》に陥っていた。そうなると、脚にシャントを作ることになるのだが、それでは日常生活に支障を来す可能性はより大きくなってしまう。

そこで、シャント作りの名医といわれる医師の門を叩いたのである。新たに内シャントを形成してもらい、命拾いをしたのだという。

一言で血液透析といっても、このようにさまざまな問題を抱え込んでいるものなのである。なお、先ほど触れた、もうひとつの透析方法「腹膜透析」についても簡単に説明しておく。

これは、腹壁の内側と臓器の周囲を覆う腹膜の、その内側の空洞部分（腹腔という）を利用した透析方法である。この腹腔の中に透析液を入れておくと、血液中に混じった老廃物や余分な水分は、この透析液のほうへと浸透してくる。だいたい一日に四回、この腹腔内の透析液を交換してやることで、血液は浄化される。

腹膜透析のためには、カテーテルというチューブを腹腔内に埋め込み、その先端が体外に出るようにしておく。つまり、腹部に穴が開けられた状態になるわけだから、とくに細菌などへの感染は気をつけねばならない。

カテーテルを通して、透析液を交換するのだが（これを「バッグ交換」と呼ぶ）、時間にして三十分ほどを要する。

この透析方法のメリットは、血管から血液を出して浄化するわけではないので、とにかく体への負担が小さくてすむ。血液透析にみられる頭痛や吐き気、悪寒なども少ないのである。また、シャントを形成するわけではないので、日常生活への影響も小さく、在宅でのバッグ交換も可能である。

とくに、腎臓の機能が多少とも保持されている患者にとっては、血液透析よりも長く機能が保たれたままになる。

一方で、デメリットもある。やはり、カテーテル出口部の清潔に注意しなければ感染することがあるということ。そのため、入浴するには不便である。

腹部に一・五リットルから二リットルの透析液を入れるため、膨満感がある。腰痛を引き起こすこともある。

そして、最大の欠点は、数年経つと腹膜そのものの機能が低下していくことがあるのだ。すると、とくに余分な水分の排出ができにくくなり、血液透析に替えるか、あるいは併用していくことを余儀なくされてしまう。

腎患者、とくに慢性腎不全の患者が必ず直面するであろう状況は、このようなものなのである。けっして楽ではないし、いわば病とともに生き、共生していくような状態と言えるだろう。

一九六四年、初の腎臓移植手術

末期腎不全患者がとりうる、もうひとつの手段、それが腎臓移植なのだが、これについては患者じしんも詳しくは分かっていない部分が多い。

これまで説明してきたように、重症の慢性腎不全などの腎患者にとって、透析から解放されることは福音以外のなにものでもないのだ。患者すべてが、もしも可能ならば移植をしたいと願っているはずである。しかし、現状で、この移植という選択肢は非常に狭き門であり、困難が伴なうのも事実なのだ。

二〇〇六（平成十八）年末現在、日本には透析療法を受けている腎患者が二六万四四七三人いる。この数は年々増えつづけているのが現状だ。たとえば、十年前の一九九六年には二〇万人に達していなかったし、さらに十年前の一九八六年は十万人程度である。

本来は、こうした透析療法を受ける患者すべてが移植者（レシピエント）と考えてもいいだろうが、実際に腎移植を希望して日本臓器移植ネットワークに登録しているのは、四・三パーセントの一万一五一三人である（二〇〇七年七月二日現在）。もちろん、移植そのものに拒否反応を抱く患者もいる一方で、手続きが煩雑であったり、初めから無理だという諦めが先に立ち、登録しない例も少なくはない。

そして、腎臓移植が行なわれた件数は、実は二〇〇六年が過去最高を記録しているのだが、年間で一一三六件である。そう、ネットワークに登録している患者数の一割にも満たないし、透析患者との比率でいうと、〇・四三パーセントということになる。

数字のうえでは、これが現状だということを把握してほしい。

腎臓移植の歴史は、先ほどの透析における外シャントと時期を同じくしている。一九六三（昭和三十八）年、アメリカ・ボストンの病院で腎臓移植により一年以上の生着（移植した腎臓が機能している状態）に成功したのである。つまり、血液透析が慢性腎不全の患者に光明をもたらしたのと、移植技術が飛躍的に進歩した時期とは重なっているのだ。

そのころ、日本ではイヌを使っての移植実験が行なわれており、数ヶ月以上の生着を記録していた。

問題なのは、拒絶反応だった。アメリカの症例では免疫抑制剤アザチオプリンが用いられており、一躍、この薬が注目を浴びたのだ。

日本での初の慢性腎不全患者に対する腎臓移植は、一九六四（昭和三十九）年三月二十七日、東京大学医学部附属病院で行なわれた。秋にはアジアで初のオリンピック大会、東京オリンピックが開催されようとしていた。

レシピエントは二十五歳の男性。すでに血液透析を受けている。腎臓提供者（ドナー）は三歳年上の妻であった。

この手術はけっきょく失敗に終わり、患者は透析に戻って、十日を過ぎたときに亡くなってしまう。

ただ、それ以後も腎臓移植手術はつづけられ、やがて長期生存も可能になっていく。

腎臓移植は、臓器移植としては肝臓や心臓よりも早くに発達していった。それは、腎臓が心臓停止となった後に摘出しても、最大で四十八時間まで移植可能という保存期間の長さが理由のひとつである。もちろん、保存期間が短いほうが移植後の腎機能は良好だというデータはあるものの、とにかくそれだけ「移植」に適した臓器でもあるのだ。

アメリカで一年を越えた生存例が報告された翌年に、日本でも初の慢性腎不全患者への腎臓移植が行なわれている。スタートはほぼ同じと考えていいだろう。

しかし、現在、アメリカでの腎臓移植は年間一万七〇〇〇件を数えている。一方の日本は一〇〇〇件余り。人口比を考え合わせても、圧倒的に日本の手術例は少ないことが分かる。

もちろん、国民性の問題もあるだろう。チャレンジ精神に富んだアメリカ人だから、重度の腎臓病に罹患《りかん》した場合、座して死を待つよりも、移植を試みて治癒することに賭けてみるということはある。日本人は、むしろ現状維持を望み、敢えて挑戦するよりも、いま以上に悪くならないほうを選択する傾向が強い。

確かに、そうした精神構造の違いは存在する。

それと、もうひとつ、とくに決定的だったのは、一九六八（昭和四十三）年八月、札幌医科大学胸部外科の和田寿郎教授によって行なわれた心臓移植手術であった。

四十年を経ても、多くの人の記憶に残っている事件である。

問題となったのは、患者が本当に心臓移植を必要としていたのかどうか。免疫抑制剤を少量しか使わなかったのはなぜか。さらには、ドナーである大学生の「死」は確実だったのかという根源的な疑問も呈されたのである。

簡単に言ってしまうと、ドナーと患者両者に対する「殺人」ではなかったか、という疑惑が起こったのだ。

けっきょく、和田教授は不起訴となり、移植医療への悪影響は免れたかに見えた。が、その後の「脳死」に関する議論や移植医療の遅滞を眺めていると、この事件の影は実に大きく、深かったといえる。

とくに、医療関係者にではなく、一般の人たちに対しては、すべてが密室内で判断され、実行されたことから「移植手術はいかがわしい」というイメージを残してしまったのである。

一九七三年、「腎臓移植普及会」設立

一九六四(昭和三十九)年以来、腎臓移植が行なわれてきたと記したが、当初はすべてが生体腎移植、つまりは生きている人間からひとつの腎臓をもらって移植する手術だけであった。もうひとつの死体腎移植は、システムが作られていなかったため、実行には移されていなかったのである。

生体腎移植では、一人のドナーから一個の腎臓を摘出するのだが、死体腎移植では一人から二つの腎臓が提供されることになる。それゆえに、患者にとっても、医療側にとっても一

刻も早い制度作りが望まれていた。

一九七三（昭和四十八）年、任意団体としての「腎臓移植普及会」が設立される。末期腎不全患者の家族や医師、弁護士などが集まり、死後の腎臓提供システムを作っていこうというのが設立目的であった。

この間、熱烈に移植を望む患者の何人かはアメリカに渡っての手術を試みている。

厚生省（当時）が動き出すのは、三年後の一九七六（昭和五十一）年であった。ドナーや患者のデータを集める情報センターを設置し、腎移植の普及に乗り出したのである。

翌年、厚生省の委託を受けた腎臓移植普及会は関東での「腎臓提供者登録制度」をスタートさせる。「死後の腎臓提供のお願い」のリーフレットに付された葉書で申し込むようになっていた。

ここから心臓停止における「死」の後に、本人が登録していれば腎臓移植が可能となったのである。ただ、次にはドナーと移植希望者との適合性の問題が出てくる。つまり、都道府県別にドナーとレシピエントとの組み合わせを考えていくと、どうしても適合性が悪くなり、生着率が低下していったのだ。

そこで、より広い範囲でのドナーとレシピエントとの結びつきを行なおうとしたのが、一九九五（平成七）年に設立された日本腎臓移植ネットワークである。ここでは、全国レベルで情報を統括し、最も適合する組み合わせを選び出して、迅速に臓器を搬送できるようにしたのである。

かつて、心臓停止後の移植を死体腎移植と呼んでいたのだが、一九八〇年代半ばになって「脳死」の問題がクローズアップされてくる。この後、脳死腎移植と区別するため、心臓停止による死による腎臓提供を「献腎」と呼ぶようになる。

脳死については、やはり和田心臓移植の問題が尾を引いていたせいもあり、なかなか議論が進まなかった。一九八八（昭和六十三）年には日本医師会が脳死を死と認める意見書を公表し、九〇年には脳死臨調が設置されるものの、審議がされないまま時間ばかりが過ぎていく。腎臓だけでなくさまざまな臓器の移植を望む患者たちは苛立ちをもって眺めつづけていた。もちろん、臓器移植に関する法律の制定にもさらなる時間が費やされることになった。

けっきょく脳死を死と認め、移植についても細かく定めた「臓器移植法」が施行されるのは一九九七（平成九）年十月のことであった。

また、この施行によって臓器移植は「日本臓器移植ネットワーク」が担当することになり、日本腎臓移植ネットワークもこちらに組み入れられることになる。

脳死体腎移植は、一九九九（平成十一）年に初めて行なわれたのだが、一年目は八例、以後も七例、十六例、十例、四例とけっして多くはなく、二〇〇六年には十五例を数えるのみであった。

腎臓移植は生存率が高い

二〇〇六（平成十八）年度のレシピエントの年齢を見てみると、生体腎移植は平均で四〇・一歳、ピークは三〇歳代になっているが、献腎移植と脳死移植とを合わせた死体腎移植は平均が四七歳でピークは五〇歳代になっている。この傾向はずっとつづいている。

先に述べたように移植を希望し、臓器移植ネットワークに登録している患者数は、ずっと横ばいの状態である。しかし、透析患者は急増している。

移植を希望しながら、それを果たせず死亡した例というのは、代替療法としての透析療法があるため、一概に算出できないのだが、ネットワークに登録していながら透析療法による合併症で死亡した患者数は出ている。一九九五年の登録開始から二〇〇七年七月までに二一〇三人である。

また、移植手術後の生存率というのも、腎臓の場合は透析療法に戻ることもあるため、心臓移植などと異なり、一概に決められない。ただ、二〇〇一年までに施行された腎移植のうち追跡可能であった症例についての腎臓が機能している「生着率」と、移植後の拒絶反応などから再び透析療法に頼った場合も含めた生存率は出されている。

症例数は一万二三五〇例。

生着率は、生体腎移植で、五年後に七五・三パーセント、十年後で五七・五パーセントである。死体腎移植では五年後に六〇・六パーセント、十年後には四四・五パーセントとなっている。ただ、生着率については、優れた免疫抑制剤が登場してきたため、とくに一九九二年以降は生体腎で五年後八三・四パーセント、十年後は六九・六パーセント、死体腎移植は五年後に六九・二パーセント、十年後には五四・三パーセントと格段の伸びを示している。

次は、移植後の生存率であるが、生体腎移植で五年後には九〇パーセント、十年後八四パーセント、十五年後は七八パーセントである。死体腎移植は五年後が八四パーセント、十年後は七七パーセント、十五年後が七一パーセントとなっている。

この数字は、予想以上に高いと思えるし、さらに高まっていくことは必至である。

腎移植そのものは増加しているのだが、その内訳をみると生体腎移植だけが増えつづけているだけなのである。一九九六年が四五三例で二〇〇六年が九三九例だから、十年間でほぼ二倍になっている。

ところが、献腎移植は九六年が一八六例で〇六年が一八二例と、ほとんど変化していない。むしろ、一九八九年に二六一例、九〇年に二二〇例、九一年に二三四例があった時期がピークなのである。以後は減少しているといってもいい。そして、脳死体腎移植は先述したように、かろうじて二桁を維持でるかどうかという成績である。

日本では、死体腎移植が少ないため、そのほとんどが親子間の生体腎移植に頼っている。最近では夫婦間の移植も増えてきているが、その場合、血液型不適合での移植も増加しているという。

ドナーとレシピエントとの適合性を計る組織適合抗原をＨＬＡというのだが、六種類のＨ

LAがあり、理想はそれらすべてが適合することにある。しかし、なかなかそうもいかず、一種類しか適合しなくても移植することも多い。

免疫抑制剤の発達で、適合するHLAが少なくとも生着率そのものは上がってきているが、やはり六種類すべてが適合している場合のほうが一・五倍から二倍もの生着率を示している。

適合する腎臓と出会えること、その確率が高いこと、それこそが現在の腎臓移植に望まれていることなのである。

日本の腎臓移植者は欧米と比べ、極端に少ない

国別にみた「人口百万人あたりの腎臓移植者数」（二〇〇三年）という統計がある。

アメリカが五一・五人とトップであるのだが、次はスペインの五〇人となっている。つづいてオーストラリアの四六・八人、ベルギーの四四人、オランダ三七・三人、フランス三五・四人、ドイツ三〇・五人、イギリス二九・三人とつづいている。

それに対して日本は、実に六・七人である。

この統計を見ていて気づいたのだが、死体腎移植のみに限ると、スペイン、ベルギー、オーストラリアといったところが四〇人を越えているのに対して、アメリカやドイツ、オランダは二〇人台なのである。つまりは、アメリカ、ドイツ、オランダも生体腎移植が大きな比率を占めていることが分かる（日本は一・一人である）。

これには、臓器提供のシステムの違いも関係している。スペインやベルギー、オーストラリア、さらにはフランス、イタリアといった国は、本人が生前に「臓器提供に反対」という意思表示をしていない限り、臓器提供を許諾したと見なされるのである（家族が反対した場合は提供されない）。そのために死体腎移植の比率が高くなっている。

国民性や国民感情の違いがあるため、どの方法がベストかは判断できないが、しかし、私たちが選択しているシステムや方法、考え方が必ずしも「唯一」ではないと知っておいたほうがいいだろう。

海外に出て移植手術を受ける例は、いまも見られる。その際の費用が算出されているが、アメリカに出向いて手術を受けるとすると、渡航費用、移植後一年間の総医療費も含めて八百万円から四千六百五十万円がかかるという。平均して一千六百万円になる。国内の場合は、三百五十万円から四百万円で、医療保険以外にもさまざまな制度や助成の対象となることが多いため、負担はかなり軽減される。

国内での移植手術が増えることは、経済的にも患者の負担を減らしていくのである。

腎臓移植を取り巻く環境とは、現在においてもこのようなレベルにある。徐々に進歩はしているものの、患者にしてみれば、もどかしさと歯がゆさとを感じているのが現状なのである。

こうしたことを念頭に入れつつ、私の体験を読んでいただきたいのである。

第三章　透析開始、そして腎臓移植を決意

私の透析は、すぐに行なわれた。というより、すぐに行なわなければならなかったのだ。とにかく、貧血状態が悪化し、目眩のため、立っていられなかった。

万波先生は、「一刻の猶予もならない」と言う。尿毒症もかなり悪化していると言われた。だから、本来ならば透析のためのシャントは手首のところに作る。それが最も効率的なのだ。ところが、この手術には時間がかかるのである。

そこで緊急用のシャントは、股の内側に作ることになる。

私もまた、そうであった。

どんな手術をするのかと、万波先生に聞いた。たいしたことはないと答えてくれるのだが、病院嫌いの私にとって、初めての手術でもあった。怖くて怖くてしようがない。

局部麻酔をかけられ、太もものあたりを切ったようであった。

もちろん、私からは見えない。傷口から、血が飛んでいるのが、何となく感覚として分か

った。

よほど、私が怖がっていたからだろうか。万波先生は「大丈夫じゃ、死にゃあせん」と気軽に話してくれた。

その後、静脈にパイプを突っ込むのだ。およそ二十五センチほど。

そして、すぐさま透析がはじまった。

太ももの付け根にある静脈からパイプを通して血液を取り出す。それを、また体内に戻してやるのである。パイプが抜けないように皮膚に縫いつけられていた。注射針を抜いた後の処置で静脈からは出血しないように重りを置いて止血された。

静脈からは暖かい血液が吹き出していった。

この間はひたすら安静にするだけである。

最初の透析は三時間を費やした。

五分おきに血圧が測られる。

そのとき、何を考えていたかは、まったく覚えていない。ただ、気持ちが悪く、吐き気をこらえていたことは思い出される。そして「このまま死ぬのかな」、そんな思いが頭をよぎったことも。

透析のパイプが真っ赤になっているのが見える。私の体内から血液が流れ出て、濾過装置を通っていく。濾過する部分が泡立っているのも目に入ってきた。この光景もまた、私の気を滅入られせていたようだった。

万波先生は透析の間、ずっと私のそばについていてくれた。この時期、まだ万波先生は徳洲会病院に移ってきたばかりで、それほど患者をもっていなかったのだ。

泡立っている濾過装置を見ながら、万波先生が「ひどいなあ」と言っていた。後から聞いたところによれば、かなり血液が汚れているということなのだそうだ。

しかし、透析を終えると、ウソのように気分が良くなった。ここ何年来と感じたことのない気分である。血液がきれいになるとは、つまり、こういうことなのだと体で理解した。同時に、いままでの私の気分の悪さは、それだけ血液が汚れていたからだということも分かった。

パイプにキャップをしていた。明日もまた透析をするので抜かないのである。

明日、目が覚めるだろうか

前日の透析で、私の気分は劇的に良くなった。

ところが、翌日になると、少しずつ気分の悪さが戻ってきていた。

再び透析を行なった。このときは、三日連続で透析をした。

さすがに、三日つづけての透析は体力的にこたえたものの、体調は驚くほど楽になっていた。

透析の最中は、何もすることがない。血液を入れ替えているせいだろう、たまらなく眠くなってくる。が、眠ってはいけないと起こされる。うとうとしてくると、頬を叩かれ、目を覚まされるのだ。

血尿のほうは、止まらなかった。トイレにいくたびに、真っ赤な尿を見る。恐怖感が襲ってきた。

これだけ血を流していると、貧血にもなるだろう。輸血するのは無理なのだろうかと、万波先生に尋ねたことがある。先生は、もちろん輸血も考えてはいるが、最後の手段だというのだ。自力で血液を作れるように体を維持していくことが大切であり、自分は出来る限り輸血はしない主義だと教えてくれた。

私がトイレに行くのも透析に向かうのも車椅子である。まだ、足腰が本調子ではなく、一人では歩けなかった。夜には、尿瓶も使った。看護師が尿瓶にたまった血尿を見て、心配顔になっていた。

相変わらず食欲はない。しかし、食べて体力をつけなければ、ますます体調が悪くなるぞと脅かされ、無理にでも口に入れるようにした。食事のほとんどが、お粥だったが。

とにかく、透析によって気分は改善されたものの、だるさは残っていたし、体力がかなり落ちていた。

見舞い客が訪ねてきても、相手をするどころではなかった。話をしたり、応対するのが辛くなっていた。

夜、眠りにつくとき、こう思っていた。明日は目が覚めるだろうか、と。

私の父は二十年ほど前に亡くなっていたが、母はまだ存命である。親よりも早く死にたくないなとも思った。

仕事のこと、家のこと、どのようにして妻や娘たちに託そうかと、そんなことばかりを考えはじめていた。

後悔した長期自宅外泊

私は、枕が変わると寝られない性質なのである。旅先でもそうだ。

病院でも、体調の悪さは別にして、やはり寝つけずに困った。さらには、朝の五時に採血にくる。このときに起こされると、もう寝られない。そんなこともあり、終始、睡眠不足の状態だった。

万波先生に相談し、たまの外泊を許してもらった。一泊だけだが、とにかく自宅へ戻り、お風呂に入ると安心できた。熟睡し、翌日は病院へと戻っていく。

妻には迷惑だっただろうが、家にいるとどことなく元気そうになるのだから、仕方ない。このまま快方に向かうのではないか、という錯覚さえ起こしていた。

実は、透析をはじめて少し経った時期に、私は外泊許可を得て自宅に帰ったきり、長いこと病院に戻らなかったことがある。

数ヶ月間、自宅で暮らした。もちろん、透析も薬もなしである。

なぜ、あんなことをしたのか、自分でも分からない。

妻からも「早く病院に戻りなさい」と言われていたが、それでも家で生活したかったのだ。

しかし、徐々に悪化していくのは自分でも分かった。トイレに行くのにも、這うようにして通っていたのだから。

あのときの気持ちを振り返ると、「死んだら、そのときはそのとき」という感じだったような気がする。自暴自棄とは違う。「死」を目前にして、いったいどうすればいいのか、自分の心持ちを決めかねていたようである。

万波先生からも電話をもらった。

「早お、戻ってこいよ」

心配そうな口吻《こうふん》だった。

「大丈夫ですよ」

そう答えてはいたものの、大丈夫でないのは、私が一番よく知っていた。

やはり、自宅にいては何の進歩もない。そう思いはじめてから、やっと私は病院に戻る決心がついた。

妻に連れられて病院に戻ると、万波先生がすごい形相で待ち構えていた。

「よお、死なないでいたな」

本気で怒っているのが分かった。私は、申し訳ない気持ちでいっぱいになった。

二〇〇五（平成十七）年五月十五日、次女の結婚式が行なわれるため、その前日に自宅外泊の許可を取った。

当日の式には、車椅子で参列した。場所は宇和島サブライムホール。出席者が大勢集まっていたからだろうか、ここでも気分が悪くなってきた。悪寒がして、息が詰まるような気がした。ちょうど、水に潜っているときに呼吸困難に陥ったような状態だ。

しかし、何とか結婚式と披露宴を無事に済ませることができた。

娘にとっては生涯で最高の日である。親から見ても、本当にきれいであった。

私は、ただ涙、涙である。

娘の前途に幸多かれと祈るだけであった。

割烹料亭で行なわれた二次会も、最後まで参加し、花嫁の父としての責務を無事に終えることができた。

娘が嫁ぐことの寂しさは、もちろんあった。それ以上に、せっかくの晴れの舞台に、自分が重い病気であり、車椅子姿で参列せざるを得ないことも寂しさを加速させていた。

このころには、長女の自宅も新築工事がはじまり、その真っ最中であった。

長女にも次女にも、父親としてできることは、可能な限りしてやったつもりである。あと、私にできることは何だろうか……。孫と娘たち夫婦の将来に思いを馳せていたのは、やはり、病気で弱気になっていたせいか。とにかく、結婚披露宴の最中に、そんなことばかりを考えていた。

大丈夫、必ず助かる

何度目かの外泊のときだった。

病院から自宅に戻り、早めの食事をとってテレビを見ていたら、急に気分が悪くなり、吐き気がしてきた。同時に腹痛がして、トイレに這っていった。トイレにしゃがむと、下痢だった。

座った途端に水のような便が流れ出る。

そこまでは、記憶にある。

ところが、トイレに座ったまま、私の意識は遠のいていったのだ。

気を失うというのは、ああいう状態なのだろう。

後になって聞いたところでは、戻ってきた妻がいくら私の名前を呼んでも応答しなかったそうである。

便器の中は真っ赤な尿と白い便とが入り混じってピンクに染まり、異様な光景だったという。

そのときは、ちょうど娘も来ていたので、すぐさま救急車を呼んだ。

救急隊員に担架に乗せられ、運び出させる。

救急車には妻も乗り込んだ。

車の中でも、私が食べたものを戻し、下痢もして、大変だったそうだ。

このときの血圧は、上が六〇で下が四〇。ほとんど生きていない状態である。

隊員が私の名を叫んでいるのが、うっすらと聞こえていた。

「山下さん、山下さん！」「しっかりしろ！」

意識が戻ってきたのは、徳洲会病院に着く少し前である。

目を開けると、皆が、ほっとしたのが分かった。

付き添ってくれた妻は、救急隊員から「便が出ているのが大事だ」と教わったそうである。便をしているときに倒れた際は、きちんと出ていれば助かる見込みが大きいのだという。かろうじて、私も便を出していたので、妻は「大丈夫、必ず助かる」と思っていた。

外泊許可を取り、ものの数時間自宅で過ごしただけで、病院にとんぼ返りである。

病院の前で万波先生が待っていた。

私は、口で言えないほどに気分が悪かった。あまりに吐き気が凄まじいので、すぐに脳のCTも撮った。

このとき、集中治療室へ入れられた。

脳に異状がないことが分かって、やっとのことで、ほとんど住居となった自分のベッドへと戻ったのだ。

慣れたベッドに横になっていると、少しだけ落ち着いてきた。

もう、私の体は、あちこちがボロボロになってしまっているのだろうか。いままで、いくら気分がすぐれなくとも、気を失ったことはなかったのだから。

このことを考えはじめると、また眠れなくなりそうだった。

腎臓病によって不定愁訴に襲われることがあるらしい。気分が滅入るのもそのためかもしれない。先が思いやられてならなかった。

シャントは命綱

このときから、およそ一週間後。

万波先生から、左手首にシャント手術を施すと言われた。

「これで透析がしやすくなる」

「どがいな手術ですか？　痛いですか？」

「痛いことないわ。すぐに終わるけえ」

車椅子に乗せられ、手術台に運ばれた。狭いベッドである。落ちないようにと縛りつけられた。

どんな手術なのかと不安になってきた。

手術のスタッフは四、五人もいたろうか。

局部麻酔を施され、左の手首が切られるのが分かった。ここからも、血が噴き出しているようだった。

静脈を引っ張り出しているのも、何となく感じられた。

手術時間は二時間ほど。

これでシャントが完成し、傷が癒えたら、いよいよ腕からの透析がはじまるのだ。

手首を耳に近づけなくとも、シャント部分からはしゃーんしゃーんと血液が流れる強い音が聞こえる。寝ていても、その音は聞こえており、うるさいほどだ。

血管は、いつもピクピクと上下に動いている。気になる。しかし、このシャントを大切にしなければと思う。ここが私の命の要なのだと思うと、愛しく感じられた。まさに生命線なのである。

なお、この年からは徳洲会病院内にある眼科にもかかった。

ここでは、霧の中にいるように見えるのは白内障のせいだと言われた。それに糖尿性の網膜症も併発していた。私は勝手に腎臓の調子が落ち着けば目のほうも治るだろうと考えていたのだから、まったくの心得違いであったことが分かる。ただ、その眼科はすぐに閉鎖されてしまったが……。

これも「結果的には」という話なのだが、目の治療も早くにはじめるべきだったのだ。

すでに視力はかなり下がっており、このまま放置しておけば、さらに悪くなっていくようだった。

六月十一日、本格的に左手首のシャントによる透析がスタートする。月曜日、水曜日、金曜日と一日おきで、一回の透析が四時間ほど。これは、自分の肉体との闘いのような治療であった。

先述したように、血が流れ出ていくせいか、とても眠くなってくる。その眠さとの闘いでもある。ただ、そう書くと、のんびりとしたように思えるが、実際にはもっと緊迫感に溢れている。透析の最中、急に血圧が下がったり、血流が逆流することもあり、それは四六時中チェックされているのだ。また、透析を長いこと続けていると、血管内に固まりができ、血管が詰まるようになる。その結果、突然死に陥ることもあるとの話だった。猛スピードで動脈硬化が起きるのだという。これも怖い。

辛く、長い闘いではあったが、私は心の内で「まだ死なれん、まだ死なれん」と呟きつつ、頑張り続けていた。

宣告、余命三ヶ月

徳洲会病院には、腎不全の患者がたくさん入院している。だから、透析にしても移植手術にしても、病院内では当たり前のように行なわれていた。

私の周りにも何人もの患者がいて、透析、手術に関する話題を耳にした。

毎日毎日、元気になっていく患者も見られる。私じしん、他人とは気さくに話すほうなので、患者同士でいろいろな話をするし、仲良くなることもあるし、人それぞれのドラマを垣間見られたりもする。

手術の近づいた患者には、患者同士が声をかけて励まし合い、力をつけて送り出したりもした。

談話室に行けばお茶もコーヒーも置かれていて、セルフサービスでいつでも飲めるようになっていた。

ここに座っていれば、いろいろな患者たちが出身地の自慢話などに花を咲かせている光景を見られた。

たとえば、兵庫県から来た母子は、子どもの病気ために母親が身を削ってでも助けてやりたい願っていた。

あるいは、若い娘さんが父親のために自分の腎臓をひとつあげるのだと明るく振る舞っていたのも印象的だった。その父親は感動して、泣いてばかりいた。

奈良から来ていた若夫婦は、妻の腎臓を主人に移植すると言っていた。若いジーパンの似合う奥さんだったが、手術の次の日にはさっさと歩いていた。一週間も経たないうちにもう外へ買い物に出て、どこも痛くないと溌剌としていた。

六十歳を過ぎたくらいのおじさんは、「ワシは身寄りがないけん、誰からも腎臓をもらえん」と寂しそうに話してくれた。顔は土色で、まったく精気が感じられなかった。口調もまた聞き取れないほどの声である。

このおじさんが「ワシは病気腎でも、ええのじゃけん」と言っていたのが印象的である。今でも元気にしているだろうか。

油断していると、私の体調はすぐに悪化していった。

一時、クレアチニンが十三ミリグラム／dℓを超え（普通男性で〇・八～一・二。一〇以上で透析が必要と言われる）、血圧が二百三十まで跳ね上がりまったく下がらなかったときは呆然としてしまった。尿毒症の末期だと言われた。

血尿はさらに激しくなり、下痢、吐き気も止まらない。ベッドで横になって、目を瞑っていても目眩がするのだ。寝ても起きても変わらないというのは、とても辛いことだった。私の体はどうなっていくのか、頭が真っ白になっていった。

万波先生は、私の病気に対して真剣に対処してくれた。

「突然死もあるけんのお。このままでは責任はもてん。移植したほうがええぞ」

そう言われた。血管の詰まりがどんどん加速してきていたのだ。

私は焦った。

いつ動脈硬化が起こるか分からない。以前トイレで倒れたどころの話ではない。そのまま死ぬかもしれないし、後遺症だって残る可能性がある。それは明日かもしれないし、今日かもしれないのだ。

「こげーになるまで、どうして放っておいた？　なぜ、もっと早よ来んかったんかえ」

先生は、診療しながら、いつも怒っていた。すごい形相であった。

確かに、それまでの長い期間を思い返すと、もっと早くに徳洲会、いや病院そのものを訪れなかったのか。自分の依怙地さを悔いていた。

「移植せんのなら、あと二、三ヶ月の命じゃろ」

あるとき、そう宣告された。

私にとっては、死の宣告であった。思わずベッドに座り込んだ。

死にとうない、死にとうない……そんな言葉を心の中で叫んでいた。

私が真剣に移植を考えるようになったのは、このときからである。

第四章　ドナー決定から手術まで

入院中、吐き気もおさまって無性に空腹を感じていた時期があった。病院の食事では足りなくなり、おやつの代わりということで、妻にキャベツを茹でたものに、トマト、キュウリ、リンゴなどをタッパーにぎっしりと詰めて持ってきてもらったりした。これに和風ドレッシングをかけて食べていたのだ。

ただ、食欲が出たからといって調子が戻ったわけではない。不思議なのだが、体調のほうはますます思わしくなくなり、透析を受けていたにも関わらず、クレアチニンも下がらず、他の数値も悪くなっていった。透析した直後は一時的に数値が下がるのだが、次の日にはもう上がっている。そのうえ血圧も下がらず、どうしていいのか分からない状態だった。

先にも書いたように、私は神経質な性格のせいか、病室ではなかなか眠れず、相変わらず、時おり自宅に外泊しては睡眠をとるようにしていた。やはり自宅だと熟睡できるようだった。

病院に戻ると、夜中、よく万波先生が病室を訪ねてきた。たいてい午後十時半ごろだ。

先生は、私のことを「弟みたいに思うちょる」と言ってくれた。「だから、長生きせんならん」とも。

また、「もう責任持てん、移植せにゃ死ぬぜ」と言う。「いまに、頭の血管が切れるぞ」とも言われた。

透析だけでは、血管の詰まりは解消できない。やがては血管が詰まって、もっとひどい症状が待ち受けているのだ。

以前、やはり同じことを言われて、移植のほうに心が傾きかけていた。その気持ちが、一気に定まった。

よし、移植手術に向かって前進しよう、そう決心したのだ。

このとき、武者震いのようなものが起きたのを覚えている。移植手術は、やはり怖い。透析や薬物とは異なる恐怖感に襲われた。

とにかく、ドナーを探さねばならなかった。

まず身内の者にお願いしようとして、実際に妻に訪ねてもらったり、電話をしたりと動きはじめた。

安易に考えたドナー探し

私の両親は長いこと宇和島市で魚屋を営み、とにかく、こつこつと働きつづけた人である。

几帳面で真面目な二人だった。私たち子どもが仕事を手伝うようになってから、やがて店は三つに増え、いまもその店は市内で弟や妹たちが守っている。

私じしんも、両親の生き方を見て育ってきたため、真面目に仕事をするしか能がなかった。両親の開いた鮮魚店にはじまり、活魚問屋、水産業の輸出入など、宇和島での商売に精を出してきた。いろんな人たちとも付き合いがあるし、それなりの人脈もあると自負している。次女の結婚式を盛大に催すことができたのも、そうした付き合いのためだろうと思っている。

正直に言うと身内にドナーとなるよう頼めば、誰もが引き受けてくれると思っていたのだ。

しかし、実際のドナー探しは辛い作業だった。

これほど難しいとは思わなかった。

まず、私の娘たちは出産を控えていたため頼むことができなかった。また、妻は持病があり、ドクターストップがかかっていた。

腎臓を移植してもらうということは私にとって「生命」そのものだが、提供する側は何も悪いところがないのに体を切られるのである。当然、重みが異なっている。

そう簡単には見つかるはずはなかったのだ。

「ドナーになってくれないか」

そう頼んでみると、みな一様に「家族と相談してみる」という返事であった。

いまにして思えば、それはそうだろう。ドナーを引き受けるのは、一大事なのだ。それぞれの家庭の事情もあるし、簡単には決められない。あるいは断るにしても、私に気兼ねしつつ、どう言ったらいいか悩んでいたのだろうと思う。

頼むほうも、頼まれたほうも、それなりに辛かったのだ。

電話をする。

どうだろう、腎臓移植のドナーを引き受けてもらえないだろうか……恐る恐る尋ねてみる。

「子どもたちが反対するけん」、「将来、こちらの身内の誰かの腎臓が悪くなるかもしれんし」、「やっぱり無理じゃな」……そんな返事が戻ってきた。

電話機の前で、私は座り込んでしまった。体中の力が抜けてしまったのだ。

「身内なのに、どうして?」という思いと、もしも、逆の立場なら自分だって断ったかもしれないという気持ちとが入り混じっていた。みな、仕事をもっている。提供するにも大きな手術が必要である。仕事を休めば売上にも響くし、こちらは日当さえも出してやることができない。体にメスを入れるのだから痛い思いもするだろう。断った人たちを非難する気持ちにはなれなかった。

身内からの色よい返事がもらえないため、知人や友人にも頼んでみた。もちろん、非常に頼みにくかったのだが、命には代えられない。意を決して、我を忘れて探して回った。

とにかく反応は冷ややかだった。

「何を言うとるん」という声である。

露骨に「身内がおるやろ、そっちに頼みさいや」とも言われた。

断られると、また、こちらの図々しさが恥ずかしくもなる。顔から火が出るような思いとはああいうことを言うのだろう。ただ、心のうちでは一抹の寂しさも感じていた。

実は、あのドナー探し以来、友人たちは電話もしてこなくなり、訪ねてくることもなくなったのである。ドナーを頼むということは、それまでに培ってきた付き合いさえも変えてしまうものなのである。

絶望、奈落の底

私には最後の頼みの綱として息子への期待があった。家を離れて働いているのだが、お盆の時期には毎年帰省してくれる。

移植することに決めたころ、電話でそれとなく話してみた。

けっして冷たい返答ではなかった。改めて頼めば、必ず引き受けてくれるだろう。多少、仕事に支障は出るかもしれないが、親のことだとなれば気にはしないはずである。もちろん、いくら息子と言えども成人した大人だから、自分なりの考えも持っているだろう。

それでも、私は色よい返事が聞けるものと決めつけていた。

だから、万波先生にも「最終的には、息子からもらうつもりです」と話していたのだ。

万波先生も「良かった、これで元気になれる。わしも、あんたの息子さんに早よ会いたい」と目尻を下げて、にこにこ笑いながら言ってくれた。この笑顔を、私はいまでも忘れられない。心から私のことを考え、喜んでくれている表情だった。

七月の半ば、私は息子に電話をした。この時点で、私の血圧は上が二百、下が百十だった。いつ血管が詰まり、破裂してもおかしくなかった。

息子は、八月十日に帰省し、四日間ほど泊まると話していた。

このとき、私は改めてドナーの件をお願いした。

「そんなら、俺しかおらんやろ」

息子は、そう言ってくれた。

ひとまず、私は安心することができた。

お盆に帰省し、私のもとを見舞いにきてくれたおり、万波先生も交えて移植について話してみた。

腎臓をひとつ、私にもらえないだろうか、と。

ところが、である。思いもよらず、息子はこんな事情を話しはじめたのだ。

実は、いま大きなプロジェクトを抱えていて、向こう半年ほど休むことができない。手術をすれば一ヶ月やそこいらは仕事ができなくなるし、その間だけでも何とかならないかと折衝してみたのだが、やはり休めそうもないとのことだった。

半年後の移植ではダメだろうか、とも言ってくれた。

半年後では遅すぎるのだ。半年間、保つかもしれない。しかし、倒れるのは明日かもしれない。とにかく、出来る限り早くの手術を目指している。息子には、そう話した。

息子が悩んでいるのは、私にも伝わってきた。

しかし、このときは私は自分のことで頭がいっぱいだったのだろう。そんな……足元が崩れていくような気持ちであった。悔しさといったほうがいいかもしれない。いや、哀しさだったのだろうか。


何も考えられず、悲嘆にくれてしまった。

もう、これでおしまいか。あとは、死ぬしかないのだろうな。

私の長い人生の中で、この瞬間ほど、自分が哀れで惨めに思えたことはなかった。もちろん、息子を恨むわけではない。彼の事情もよく分かるのだ。他の身内についても恨みつらみは全く感じなかった。

私の感じた悔しさは、私じしんに向けられたものだったのである。

どうして、もっと早くに病院に行かなかったのか。

どうして、何ヶ月も病院に戻らず自宅で暮らしてしまったのか。

どうして……どうして……どうして、と。

その夜、情けない話ではあるが、ベッドに横になりながら泣けて泣けてしようがなかった。枕が涙で濡れていった。過去のいろいろな出来事が頭の中で渦巻いている。私の人生、後悔はない、などと言えるはずもなかった。

この思いを口に出せば、必ず家族や知人、友人への恨み事になってしまう。だから、誰にも言わないでおこうと決めた。自分の「死」について語りながら、それで、いままでどおり周囲と付き合っていくことなど私には不可能だと思えたのだ。

いまだからこそ、多少は冷静に、当時の自分を分析できるが、あのときには自分が自分でないような感覚であった。足元が崩れ落ちて、奈落の底に落ちていくような感じでもある。

この年のお盆は、生まれて初めてというほど悲しいものであった。


うまく頭が切り替わったわけではないが、それでも、事実は事実として把握しようと努めていった。とにかく、腎臓は誰にとっても大切な臓器である、それを移植してもらうことは容易なことではないのだ。そのことに納得したし、また、納得せざるをえなかった。

喫煙所で毎日のように顔を合わせる初老の男性がいた。彼とは、いろいろな話をした。私のドナー探しがうまくいってないと知っていたはずもないのだが、あるとき、こんなことを言われた。

「あなたは良い人のようだが、もしも、どうしてもドナーが見つからなければ私のを使ってください。どうせ、私には家族も身内も誰もおらんから、何も心配いらん」

このような人もいるのかと、驚いてしまった。嬉しさもあったし、飛びつきたい気持ちもあった。そして、相手をかわいそうだと思う気もあった。また、実際には、まったく知らない人に臓器をあげようとするなど、僅かながら気味の悪さも感じていたのである。まことに申し訳ないことであったが。

しかし、世の中にはいろいろな人がいるのだと感じ入った。

こんな中にあっても病院の待遇は、満足のいくものであった。個室にはシャワーも冷蔵庫もテレビも完備し、掃除も行き届いている。

医師たちも気さくな方ばかりだった。万波先生だけでなく、院長先生とも何度も話したが、腰の低い、尊敬に価する方である。

医局長もてきぱきとした仕事ぶりの、有能な人であった。病室に来ては、私に、よく薬の話などをしてくれた。

スタッフもまた親切であり、好感の持てる方ばかりである。笑顔が絶えず、病院内も病室も実にきれいで片づいていた。

ナースステーションはオープンルームになっており、いつでも声がかけられるようになっている。ナースには何でも相談できる雰囲気があった。

毎日のように送迎バスが行き来し、県外からやって来る患者も、片田舎にこれほどの病院があるのかと驚いていた。徳洲会病院は、診療代の払えない患者にも厳しく取り立てない、つまりは弱い者を助けようという指針をもっていた。そのことが広く知られてもいたからこそ、これだけ患者が集まってきたのだろう。そして、そんな診療代に事欠く人たちも何人か見受けられた。

万策尽き果てたとき、人にはそれまでとは違った風景が見えてくるようである。

この病院でなら、死を迎えても仕方ないか……何も悟ったわけではないが、私は少しずつ、そのような境地に達しつつあった。

僥倖《ぎょうこう》、A子さんの出現

諦めと未練との間を揺れ動いていたとき、妻の女性の友人が「腎臓をあげてもいい」と言っていると教えてくれた。仮にA子さんとしておこう。松山市に在住であり、妻とは二十五年来の友人である。

もともとは宇和島に住んでいる人だった。いまも、宇和島には彼女の姉や親戚がいて、頻繁に訪れていた。そのときは、私たちの家に泊まることが多かった。それで、私とも面識があったのである。

何度か会った限りにおいては、けっして悪い印象はもっていなかった。明るい女性だな、というものである。ただ、じっくりと話をしたことはない。

夏の暑い時期であった。

妻から「一度実際に会って話してみれば」と言われ、A子さんと話をした。わざわざ病院に出向いてもらい、私の病室でいろいろなことを聞いてもらった。

私がとても体調が悪く、移植をしなければ、長いこと生きられないということは、すでに妻から説明してあった。もしも腎臓を提供してくれる人がいたら、もう少し長らえられる。だから、と移植提供についてお願いをしたいと思っていると告げた。

彼女の返事は、「ええよ」だった。

もちろん、私としてはそんな簡単ではないと重々承知している。そのときA子さんに、どうして腎臓を提供してもいいと思ったかを尋ねた。

彼女の答えは、こうであった。彼女の母親もまた腎臓が悪く透析を受けていたそうである。その母親に自らの腎臓を提供するつもりでいたが、その移植手術の寸前に亡くなってしまったのだという。

「だから、母親にできなかった良いことをしたい」

彼女は、私にそう告げた。

そして、「私の腎臓をあげましょう」……。そう言ったのだ。血液型も同じA型である。

いままで、何人もの人に断られてきた。息子を含む親戚縁者、さらには知人友人たちにも軒並み拒否されてきたのである。それが、いとも簡単に「あげる」と言われ、拍子抜けすると同時に、涙が溢れてきた。私も、そして妻も涙が止まらなかった。

私じしんが半信半疑であったぐらいだから、後にこの話を聞いた人たちは「ウソをつけ」と思ったようである。

しかし、いくら信じがたい話であっても、これが事実なのである。けっして、きれいごとではなく、このように話はすんなりと進んでいったのだ。

A子さんは、私に「早よ、元気になって」と優しい言葉をかけてくれた。話しながら、彼女の目からもぽろぽろと涙が流れ落ちた。あの涙も、私には真実のものであったと思える。心から私のことを、そして私の妻のことを考えてくれていたはずだ。

私と妻とは、ただただ「ありがとう、ありがとう」と感極まっていた。

神に救われた気がした。いまの世の中に、こんな素晴らしい人がいたのかと感激した。これはウソ偽りのない感情であり、当時の記憶としても、そうなのである。

いまでさえ、あのときの感謝の念は忘れられないほどなのだから。

それまでのドナー探しによってぼろぼろに荒んでいた気持ちが、彼女の一言によって助けられたのだ。それは、まぎれもない事実である。

私の感謝の気持ちにウソはなかった。

九九パーセント適性

八月十六日、万波先生にA子さんのことを話した。この人がドナーになってくださるようだ、と。

「その人は静かな、いい人かえ」

「はい」

「よっしゃ、よっしゃ。二十四日に適合検査をするぞ。詳しい話は結果が出てからじゃ」

雨の後に晴れ間が出たようなものである。私の気分は、かなり爽快に近いものだった。

とは言っても、まったく心配がなかったわけではない。適合検査のこと、私の体力のこと、そして何よりもA子さんが心変わりしてしまうのではないかという不安、いくつかの気がかりは抱えていた。ただ、A子さんのことを万波先生に話したことで、気分的にかなり楽になったのは確かである。

何とか検査で適合の結果が出ますように、私は毎日祈りつづけた。

信心深くはない私であるが、毎日、手を合わせて祈っていた。

八月二十四日、検査が終了した。

その結果を待つ私の心臓は、激しい鼓動を鳴らしていた。「口から心臓が出てくるような」という比喩があるが、まさに、あれだ。激しい心拍音が耳に聞こえていた。

万波先生に呼ばれた。

先生は机の前に座り、顔にはいつもの笑顔があった。

私はいつの間にか、先生に向かって手を合わせていた。

「良かったのぉ」

その一言で、体から力が抜けた。適合だ、そう確信したのだ。

「九九パーセント適性じゃ」

私と妻は、本当に飛び上がって喜んだ。

「手術は九月二十八日じゃ」

嬉しくて嬉しくて、それまではぼんやりと霞がかって見えた人物も景色も、そして住吉山も、この日ばかりはくっきりと目に映った。

まだ、当分は生きていける……そのことが嬉しくもあった。が、すぐには実感を伴って感じられなかった。

目の前にあるはずだった「死」が一気に遠ざかっていくのだけは、分かった。

光明をくれたA子さん

手術まで、ほぼ一ヶ月。

A子さんには、すぐに「本当にいいの?」と確認をした。

再度、「いいよ」という答えを得た。

「今日は検査でだいぶん血を採られたけん、ステーキでも御馳走してよ」

「ええわい」

病院の近くにあるファミリーレストランに予約を入れようと電話をした。ところが、ファミレスのほうでは、ちょうどいい和牛ステーキがない。普通のステーキでよければ、という。

A子さんに伝えると、「トンカツを食べるけん、いいよ」と笑っていた。

もう昼を過ぎていたので、すぐにファミレスへ向かった。

私と妻、それにA子さんの三人である。

「A子さん、たくさん食べんといかんよ」

彼女に気を遣い、食べ物をたくさん注文した。

ところが、彼女は肉より前にビールを注文し、また、その飲みっぷりが豪快である。何杯もおかわりを注文する。

私たちは、改めて感謝の意を示した。心から「ありがとう」と言い、彼女を生涯にわたって大事にしてあげたいと決心していた。そう口にも出した。

この一ヶ月の間に、A子さんは娘のところへ遊びに行くつもりだといっていた。ほぼ、腎臓を提供することは決めているが、改めて娘にも話しておくというのだ。

それで、娘さんのところへ、宇和島特産の段畑育ちのジャガイモと愛媛名物のミカンなどを送った。

手術の準備もはじめた。手術後につけるコルセットや靴下、T字帯など必要なものを買うようにしていた。

万波先生が「一日も早く」と急かしていた意味が分かってきた。このころ、私の体力は限界に来ていたようである。末期の尿毒症のため、体中が痒くなって、ひたすら掻いてばかりいた。掻くとそこが傷になる。いくつもの傷ができた。また、尿の中に浮遊物が浮いているのが見えた。糸屑のような白い物から赤い固まり状のものまで。尿のほうは、濁った匂いのきついものになった。クレアチニンは上がるし、血圧も相当に高め、貧血によるめまいは常時起きていたし、夜中のトイレには言葉どおり「這って」通っていた。

昔の人なら、この状態になったとき、ほぼ死んでいったそうである。いまでは、さまざまな薬によって生命を保たせることができるのだ。

しかし、入院したころのような暗い気持ちにはならずに済んでいた。ゴールが見えるということは、精神力を強くしてくれるようである。「辛いのも移植手術まで」、そう考えると一生懸命頑張ることができた。

人は、先に明るい光があればこそ、それを頼りに歩いていけるのである。ドナーが決まる以前の私のように、光明がまったく見えなければ、先へ進む気力さえ湧いてこない。もう、おしまいと絶望してしまうのである。

一度は精神的にどん底に落ちた後だけに、この明るい光はとても大切に思えてならなかった。

手術前、一度、自宅に戻ることを許されたのは、形としては退院ということになる。そして、九月二十日に再入院して、いよいよ手術を迎えることになるのだ。

一抹の不安、心変わり

再入院した後、A子さんにも電話を入れた。

「元気かい?」

「元気よー」

本当に元気そうな声が返ってきた。

もう何度目かになる質問、「心変わりしてない?」と聞くと、「ないよ!」と、これもまた明るく、元気な返事である。

娘さんともよく話をし、了解をもらったと話してくれた。「何の心配もいらんよ」とA子さんは笑っていた。

ただ、気がかりだったのは、A子さんが心療内科に通っていたと話していたことだった。明るく、気さくな雰囲気ではあるが、精神的には弱いところもあるのかと思えた。

ただ、娘さんのところから戻って、私たちとレストランに行った際も、相変わらず元気そうだったし、なかなかのビールの飲みっぷりであった。

ドナーであるA子さんは二十六日に入院した。

いくつもの書類に記入した。彼女もまた移植手術に関する同意書を書いた。とにかく手術前には、実に大量の書類に記入したり、サインをしたような記憶がある。病院から渡されたものはすべて書き込んだ。いったい、どれだけあったか、確かなことは覚えていないが。

A子さんには、腎臓の摘出手術によってどれほどの傷が残るのかを見てもらおうと、摘出手術を受けた患者に私の病室まで来てもらい、傷痕を見せてもらった。その男性は二度の手術を受けていたので、大きな傷が残っていた。

「ああいう傷が残るけど、大丈夫かい？」

私は、そう尋ねた。

「何ちゃ！」

この言葉で、私はほっとした。

とにかく万波先生には丁寧に縫ってもらうように頼むから、と笑いながら話していた。ちょうど、そこにナースが来て、いまは糸ではなくホッチキスで止めるので、年とともに傷は分からないようになるはず、と教えられた。安心しなさい、ナースもまた笑いながら出ていった。

私たちは納得するとともに安心感を感じていた。

こうして少なくとも私は手術の辛さに思いは至らず、ただ幸福感を味わっていたのである。手術日が待ち遠しかった。

それは、ただ、明るい光に向かっていきたいだけではなかった。体調が限界に近づいていたせいもあったのだ。血圧は遂に二百三十を超えて、薬で一時的に下げるだけである。血糖値は三百を超え、張りつめた糸はいつ切れてもおかしくはなかった。

明日は、いよいよ手術という日。

私と妻、A子さんが私の病室で話していた。

「今夜はゆっくりと休んでね」

そう言って、A子さんは自身の病室へと戻っていった。

ベッドに入ってかも、明日の手術のことが頭から離れなかった。A子さんは眠れただろうか。彼女のことも気がかりだったが、いつしか眠りについていた。

大手術決行

二〇〇五（平成十七）年九月二十八日、手術当日。

注射、そして点滴と準備をして、いよいよ手術室に向かう。

まず、A子さんが先に入っていった。私は、病室にいたため、彼女を見送ってはいない。

妻や、私の娘たちがA子さんに付きっきりでいたようだった。

妻は、いつの間にか彼女の手を握っていたという。私の家族もみな、A子さんに向かって「ありがとう、ありがとう」、「どうか、よろしくお願いします」と涙ながらに感謝の言葉をかけていたそうだ。

実妹は、「本当なら、私がやらないかんのに」と涙ながらに話したらしい。それに対して、A子さんはVサインを出し、明るく手術室へ入っていったという。

次は、私が手術室に入らねばならない。

心の中で「よし、頑張るぞ」と気合を入れた。

A子さんの三十分後に私は手術室に連れられていった。


私の手術の経過については、全身麻酔をされて以降のことはまるで覚えていない。次に目を覚ましたのは集中治療室なのだから。

妻や娘たちから聞いた話でしか、その後のことは知らない。

それは、こういうものだったらしい。


家族たちは、待合室で待機していたものの落ち着かず、手術室の前と待合室とを何度も何度も行ったり来たりしたそうだ。

手術時間は二時間半。それが非常に長く感じられたという。

妻が手術室の前に行った際、ちょうど万波先生が出てきたところに出くわす。万波先生の手術は早いので有名だった。どうしてかと尋ねたことがある。そうしたら、先生は「ワシは両腕を使えるけんね」と答えてくれた。利き腕の右手だけでなく左手も自由に使えるのだそうだ。それで、角度が変わっても、素早く動かせるのである。

その万波先生が、まさに、いま、手術を終えたという雰囲気だった。

「どうです、先生」

「済んだよ。具合よく、付けたけね」

成功だったと告げた。

妻は、娘たちにも知らせにいき、待合室では、全員が涙した。

「本当に良かった」

「A子さんのおかげじゃ」

口々に感謝の気持ちを呟く。

妻が、手術室から出てきたA子さんに聞く。少し意識があるようだった。

「気分、大丈夫?」

そう聞くと、うんと頷き、指でVサインを作って見せてくれたそうだ。

ほっとした。そして、改めて「ありがとう」と感謝した。

A子さんも妻と話そうとしたらしい。

ところが、万波先生が来て、「しばらく休ませますので、今日はこれぐらいで」と言って、集中治療室へと向かわせた。

妻は、とにかく嬉しかったという。胸のつかえがとれたような気がした。そして、もうこれまで何度も繰り返してきたように、心の中で万波先生とA子さんの両方に感謝していた。

医者、ドナーが神様に見える

私のほうはというと、手術後に一度目が覚めた。そのときは、集中治療室に寝ていた。隣にはA子さんが寝ていたはずである。カーテンによって仕切られていたから、分からなかったが。

ただ、再び寝入ってしまった。全身麻酔というのは、強烈なものである。

ようやく目が覚めたのが、手術の明くる日、九月二十九日の朝である。

隣からA子さんの声が聞こえたのだ。

「おいたいのお」

そう言った。これは、地元の方言で、「痛い」ということである。

どうやら、A子さんは集中治療室から病室へと移るために、ベッドを移動させられているようだった。

その明るい調子に私は思わず微笑んでしまった。

良かった。彼女も元気なようだ。一安心であった。

体調のほうは、実のところ、このときは痛いも痒いも分からない状態である。麻酔はまだ覚めきっていない。半分は眠っている状態である。

私は、昼頃に集中治療室から病室へと移された。


その後は、私もA子さんも順調に回復していった。

私のほうは、一週間ほどは傷口が疼いてしようがなかった。かなりの痛みでもある。それは、そうだろう。すでに機能していない腎臓二つに加えて、新しい腎臓が腹に入ったのである。そう簡単になじむはずがない。腹の中に何かが入っているという違和感。骨盤のあたりが重苦しい感じ。

あまりの痛さに、先生に頼んで痛み止めを打ってもらった。首の静脈から注射される。これを打てばかなり痛くなくなると言われたが、それでも、激痛はひかなかった。

抜糸は一週間後ぐらいから少しずつ行なっていった。ホチキスで止めたような糸だから、そのひとつずつを抜いていくのである。

傷口の痛みは糸を抜くごとに軽減していった。

あの激痛が、少しずつ、少しずつ和らいでいったのである。

抜糸は二週間で終わった。

このときの状態をどう表現したらいいだろうか。「別世界」と呼ぶべきか。

まず、手術による傷口の痛みがかなり小さくなっている。もちろん、まだ、痛いことは痛い。ただ、激痛ではなくなっていた。突っ張り感も、かなり少なくなっていた。体を動かしても、声をあげるほどの突っ張った感じはしなくなっている。

そして、何よりも体のだるさ、不快感、めまい、そういった腎不全からくる体調不良の数々が、驚くほど軽くなっていたのだ。そのときは気づかない。ふっと、あの数年間の調子の悪さを思い出して、やっと「ああ、こんなに良くなっていたのだ」と分かるのである。この移植手術の成果を「生まれ変わった」と表現する人もいる。

私もまた、それほどの変化を経験した。

だからこそ、医師が神様に思えるのである。あの苦しさを取り除いてくれた恩人なのだ。これぱかりは、体験した人でなければ理解できないかもしれない。

A子さんの状態に一安心

A子さんのほうには、手術の後、妻がつきっきりで看病していた。

彼女が腰が痛いというので、腰を撫でさすり、季節外れの洋梨が食べたいと言えばスーパーに走ったという。

一週間後には、A子さんはもうひとつの持病である胆のうの手術も行なうことになっていた。

私も妻も「もう少し時間を開けたら」と言っていたが、本人は手術を早くに済ませたいということで、敢えて踏み切ることにしたという。

このときも妻がずっと付いて介添をすることになった。私からも言って、念入りに身の回りの世話をさせた。

A子さんのおなかを開けてみると、胆のうは大きく腫れており、肝臓に癒着する寸前だったそうだ。主治医から、切り取った胆のうを見せてもらった。大きく腫れており、まるで動いているようだった。

とにかく、A子さんの体の悪いところも切除したのである。これで元気になるのなら、胆のう手術じたい、本当に良かったと思った。

私たちの腎臓移植の手術は二時間半だったが、胆のうのほうは四時間半かかったらしい。出血も多く、胆管の検査は後日行なうと主治医から告げられていた。

この手術の後、A子さんの目が覚めたとき、妻が「何度も痛い目に遭わせて申し訳ない」と詫びたという。このときも集中治療室で手を握り、そうやって長いこと、A子さんを力づけていた。

私がA子さんと直接に会ったのは、手術の十日後であった。車椅子ではなく、歩行器を使ってA子さんの病室まで出向いた。

「申し訳ないなあ」

とにかくお礼とお詫びだけを口にした。

A子さんはにこにこと笑っていた。そして、こう言った。

「カツオのたたきが食べたい」

すぐに私はカツオのたたきを手配した。なにしろ、鮮魚は私の専門分野なのだから。このとき、腎臓移植手術から十日、胆のうの手術からでも三日ほどしか経っていない。

後にもこういうことがあった。術後一ヵ月ほどしてA子さんはわが家を訪れ、到来物の樽酒を豪快に飲む姿を見て、私をハラハラさせた。暴飲暴食は禁じられているのになあ、と思った覚えがある。

ただ、命の恩人たるA子さんに、それを注意するようなマネは、私にはできなかった。

不安な予感、A子さんの挙動

先述したように、私の妻とA子さんとは二十五年来の友人である。いっときは姉妹のようにして付き合っていたという。

昔から食事を御馳走したり、宇和島に来たときは部屋を提供したり、懇意にしていたのである。その間、けっして悪い関係ではなく、お互いに困ったときは助け合いましょうという気持ちのほうが強かったそうだ。

A子さんはパチンコ好きだったため、負けが込んで軍資金が足りなくなったときは、妻が多少の用立てもしたほどである。

遊び好きなのは確かなようだった。ある時期は松山のホストクラブに通っていると本人の口から聞いたこともあるし、そこに在籍するフィリピンの若い男性歌手と同伴出勤しなければいけないと楽しそうに話してくれたこともある。彼の写真をいつも持ち歩いてもいた。大きな声で笑い、酒豪でヘビースモーカーの明るい人である。

いつも、妻はA子さんを妹のようだと言っていた。A子さんのご主人の調子が悪いときも、あるいは本人が入院したり、彼女の母親が入院したときも、世話を焼いていた。

それが、私への腎臓提供によってさらに深い絆ができたように思ったという。

ただ、手術が終わってから、ほんの少しずつ首を傾げるようなことが起こりはじめてもいた。それは私が直接遭遇したことではなかったが。

たとえば、手術直後、私の娘と妻がA子さんのところに駆けつけ、お礼を言ったときのことだ。穏やかな調子で、「お礼は、この人（私の妻）にしてあげて。この人のために提供したのやから」と言った。その後に、こう付け加えたそうだ。「でも、お礼はたっぷりとしてもらうから」と。

にこやかに話されたので、娘としては、冗談として受け取ったようだった。

また、術後も彼女は以前のようにタバコと飲酒をつづけていた。やめるか、もっと控えたらどうかと妻が注意したそうだが、「大丈夫よ」とうるさそうに答えるだけだったらしい。

A子さんの二回目の検診の後だったろうか。妻は、彼女からこう言われた。

「腎臓を取った付近が腫れて、癒着しているそうや。これも腎臓取ったから。私の体、大変なことになってきとる。ちいと、もらわないかん」

そんな話は聞いてないので、妻は「万波先生に聞いてみる」と答えたそうだ。もちろん、先生は「そんなことはない」と否定した。

そんな話をした後も、A子さんは妻と普通に付き合っていたのである。そのあたり、彼女の気持ちが理解できないのだ。

あるいは、A子さんが病院を退院する際、洗濯済みの病院の寝巻六着とトイレットペーパー九個を持ち帰ったそうである。妻が止めるのも聞かず、そのまま荷物に入れてしまった。その後、妻がA子さんの姉に寝巻を病院に返すよう伝えてもらうよう頼んだところ、「ばれても軽犯罪だからたいしたことない」と言われてしまったという。

また、こんなことも伝え聞いた。術後、しばらくして手術の傷痕を知り合いに見せ、「慰謝料もらいさいや」と言われたこともあったそうだ。それに対して、A子さんは「たっぷり礼はしてもらうよ」と答えていたという。

もちろん、腹の傷痕については、後になって揉めるのは嫌だったから、手術前に実際の体験者に病室まで来てもらって、どんな傷かを見せてもらったのは先に書いたとおりである。それで本人も納得しての手術であった。

私たちの感謝の気持ちは本心から出たものである。そこにウソはなかったと、いまでも胸を張って言うことができる。

ただA子さんとの間に小さな溝ができ、私たちの心に影を落としはじめたのも確かである。

ある日、私も彼女からこんなことを言われた。

「これからは、ちょいちょい小遣をやんさいや（くださいね）」

冗談だと思い、私は笑って聞き流していた。すると、こうも言うのだった。

「今日から、あんたは私の奴隷よ。何でもしてや」

おかしなことを言い出したなと思った。

「来年は韓国に買い物旅行に行きたいけん、連れていってよ。小遣、旅費も全部あんたたちの負担よ」

そう告げる表情は、それまでの彼女とは明らかに違って見えた。

このとき私の感じた不吉な予感に忠実であれば、この後の災厄は私たちのもとを訪れなかったろうと思うのだが、人はそれほど強く、理知的ではないのである。

そう、この時期から何かが捩れていったのだ。

第五章　ドナーの豹変、そして「臓器売買事件」へ

手術が無事に終わり、私たちは安堵していた。これまで、実に長いこと辛く、苦しかった肉体的な調子が、やっと回復するのだ。もちろん、腎臓を患う前に戻ることは期待していなかった。少なくとも、いままで数年間にわたる、時に「死んでしまいたい」と願ったような痛みや不快感から救い出されたことは実感したのだ。

執刀医である万波先生とドナーのA子さんには、言葉にできないほど感謝していた。その気持ちはウソ偽りのないものであった。

だから、A子さんが望むことについては、できるだけのことをしてあげたいと思っていたのである。

手術が済んでから、A子さんの態度が変わってきた。いや、周りから見て、変化があったかどうかは分からない。ただ、私や私の妻にはそう見えて仕方なかった。

まず、退院してすぐの二〇〇五（平成十七）年十月下旬、A子さんから電話をもらった。

用件は「痛い痛い料」として三十万円送ってほしいというものだった。

正確に言うと、こういうことだった。退院後、髪の毛を洗いたいのだが、傷が痛くて自分では洗えない。それで、美容院に行くための費用を出してくれないかと言うのだ。そこから話がはじまり、体に傷が残った、その代償も含んでいる、ということである。傷については、手術前に説明もし、実際のドナー体験者の傷痕も見せてもらっていた。が、そんなことはけろりと忘れているかのようだった。

確かに、手術した後、二ヶ月程度は無理な仕事や作業のできない人が多いというのは、病院で見聞きしていた。だから、このときのA子さんからの連絡にも疑問や違和感はなく、手術後には働けない期間があるだろうから、当然かなと思った。

電話では、生活が苦しいというようなことも言っていた。ときおり、傷が痛み、死にそうになる、とも。

三十万円というのは、A子さんから指示された金額である。

私としても、仕事に出られない間を二ヶ月とみて、十五万円ずつ合計三十万円なら、けっして不当ではないなと、妻と話し合って、すぐにA子さんの銀行口座に振り込んだ。

もちろん、このときには、それが法律に違反するとは知らなかったし、むしろ、A子さんの善意に応えたいという思いのほうが強かった。彼女への感謝の気持ちを込めた謝礼のつもりだったし、傷を負ったことへのお見舞いのつもりでもあった。

その後、二回目の検診から一ヶ月が過ぎた、三回目の検診。A子さんは、「もう検診に来なくていい」と言われていたそうだが、それでもやって来た。

私と妻の家に泊まり、今度は自動車を買ってほしいと言ってきた。

このとき、A子さんのご主人が介護施設に入っていることを初めて知ったのだ。ご主人のいる介護老人施設へ通うのにタクシーだとお金がかかって仕方がない。足が必要だから、「軽自動車でいい」ということだった。とくに車種の特定はなかった。

こんな言い方だった。「軽自動車でええけ、買うてや」と。

さすがに、先の痛い痛い料として三十万円を振り込んだ後だったため、こちらも首を傾げてしまい、態度を決めかねていた。

本当なら、このときに周囲の誰かに相談すれば良かったのかもしれない。また、もう少し法律などの勉強をすれば良かったのだろう。しかし、それもすべては後知恵である。

感謝の情が仇に

A子さんから自動車のことを切り出されたときの私たちの思いは複雑であった。

とにかく、A子さんのおかげで私の命が助かったのは、まぎれもない事実である。親族、友人、知人、誰もが断った腎臓提供である。あの断られつづけたときの私の絶望感は言葉で言い表しようがないほどであった。死んでもおかしくないほどの思いであった。

A子さんが腎臓を提供してくれなければ、まず、私は遠からず死を迎えていたはずだ。あの病気の進行具合なら、本当にあっという間のことだっただろう。

A子さんが「ドナーになってもいい」と言ってくれたときの、あの安心感、安堵感もけっして忘れることができない。この世に神がいるのだと思った。そして救われたと思ったし、実際に救われた。

だから、A子さんに対しては、とても強い恩義を感じていたのである。

理屈で考えれば、A子さんからの要求を断っても何の支障もないし、むしろ、私のほうから「こんな要求をされた」と訴え出ることも可能だったかもしれない。しかし、世の中というのは、理性だけで動いているわけではなく、情緒や情感も大きく作用している。いや、むしろ、ある事態の渦中にいる者には「情」だけが大切なこともあるのだ。

そのときの、私たちもそうだった。義理や感謝といった「情」の部分に足を取られてしまっていた。ただ、いまでも、こうして「情」を大事にしたことじたいを間違いだとは思っていない。

A子さんからは、それから何度も何度も催促の電話がかかってきた。

そのたびに、私も妻も「考えておく」と言葉を濁した。

業を煮やしたのか、A子さんの口調は「買って欲しい」という願望から「買え」という命令調に変わっていった。そして、要求も軽自動車から普通車にエスカレートしていた。

さらには、カーナビゲーション、バックモニターなどのオプション付へと要求は大きくなっていく。

ナビやバックモニターなどは、すぐでなくともいいだろう。後々に、オプションとして付けたらとだろうと提案もした。すると、怒ったような調子で、彼女は電話を切ってしまった。

私は、このあたりから、少しずつ不安な思いを抱くようになっていった。

代理人の登場

車を要求する電話が頻繁にかかるようになって、私も根負けしてしまった。

このときも、私は臓器提供への対価だという意識はない。あくまで、お礼のつもりである。ただ、A子さんに対しては、痛い痛い料のことがあったため、車を買ってあげることには躊躇があった。とりあえずは私の名義でリースしてもらい、それをA子さんに貸すのはどうかとも言ってみた。これならば、車種が気に入らなければ取り替えられるし、気楽に乗り回せるだろうと考えたのだ。

電話で、そう話したときだった。A子さんは、大声で怒鳴り返してきた。

「それだったら、私の車にはならんやろ！　車を売りたいと思っても、それでは売ることもできんやろ！」

売る、とはどういうことだろう。手に入れたら転売してしまうことだろうか。

私と妻は、どうしたらいいのかと悩んでいた。毎日、このことばかり話し合っていた。

実は、このリースについて切りだし、怒鳴られてからは、A子さんと一切の交渉ができなくなっていたのだ。こちらから電話をしても出ないし、向こうからかかってくることもなくなった。これ以降、今日に至るまでである。

このリースの件を話した一ヶ月ほど後だったろうか。

初めに、A子さんの高校時代のクラスメートという女性から電話があった。宇和島在住の人で、妻も知っていた。

女性の話はこうだった。A子さんとしては、もう自分から電話をすることはないので、代理人を通して欲しい、と。どんな車を購入してくれるのか、その見積もりを渡してくれ、というのだ。

よく聞くと、彼女のところへA子さんは毎日のように酔った勢いで電話をしてきて、「車のことを交渉してくれ」と言われたそうだ。仕方なく、こうして電話をしていると話していた。

この友人の女性のこともかわいそうに思ったし、私たちも早いことAさんとの関係を清算しようと思ったので、ある程度の金額の車の見積もりをとり、トヨタの販売員からA子さんに渡してもらった。手配するには時間がかかるので、四月ごろには納車できるということだった。

後に聞いたところでは、女性がA子さんに交渉結果を告げると、喜んで「きゃー、よかった」と叫んだそうである。

強要電話、恐怖を覚える

Ａ子さんとの交渉も、あれで終わったかと思い、私たちはやっと手術後の養生に精を出すことができた。

ところが、ある日、Ａ子さんの代理人を名乗る男性から、電話がかかってきた。記録してあるので、正確な日時も分かっている。二〇〇六（平成十八）年二月二十四日の、午後十一時を回ったときである。

凄まじい見幕であった。

「腎臓代が、たった三十万円か！　あんたの女房に貸しとる二百万円と、腎臓代の相場三百万円の合計五百万円と車をＡ子に支払うのはいつになるんぞ！」

これまで聞いたことのないような激しく、恐ろしい口調であった。当然、私は暴力団関係者を連想した。生きた心地がしなかった。

それまでにもＡ子さんは松山市で、いろいろな連中と遊んでいると話していたので、そうした関係から知り合った男性かと思ったのだ。そして、ここで車を渡したら、今後は次から次へと要求が来るのではないか。

「二百万円の借金」や「三百万円という相場」など、一度も聞いたことがなかった。

その、二百万円の借金というのは、妻に聞いたところ、こういうことではないかと教えてくれた。十数年前に、妻は二回ほどＡ子さんにお金を借りたことがあるのは事実だった。当時の妻は母子家庭であり、子どもたちを大学に進学させようと頑張って働いてきた。ただ、運悪く、子ども二人の進学が重なった年があった。そこでA子さんに融通してもらったのである。合わせて五十万円を借りた。

当時、A子さんは金融業を営んでいたそうである。A子さんが高利で金を貸し、何度か裁判沙汰になったことがあると聞いたのは随分と後になってからだった。

妻とA子さんとは、それ以前からの知り合いであるから、心を許しており、気楽に借りたのだという。そして、すぐに返済するつもりだった。

少しずつ返していっているのだが、いつまで経っても元金が減らない。

ある日、A子さんを問い詰めたところ、とんでもない高利を口にした。そんな話は聞いていない。ここでケンカとなり、とにかく、一刻も早く返さねばと、五十万円に利子分の十万円をプラスして六十万円近く支払ったのだ。そのときA子さんの「(貸金の)ノートから消しとくからね」の言葉に安心して領収書を受け取っていなかったのは、後々になって手落ちだったと気づくことになる。

ところが、借金の件はこれで終わり、その後は再び友人として付き合ってきたのだ。A子さんが松山に移ってからも、宇和島に来るときは妻の家に泊まるほど友好関係は復活していた。だからこそ、私に腎臓を提供することにも同意してくれたのだろう。

その代理人からの電話の折、初めて「このドナーに頼まなければよかった」と後悔の念が湧いてきた。こんなことになるのなら、あのまま死を待ったほうがよかったか、と。

妻は、自分自身を責めていたが、妻のせいではない。やはり、選択したのは私なのだ。生きたいという欲求に従い、目の前に訪れた僥倖に手を伸ばしたのである。

妻とA子さんとの共通の友人に、A子さんが私たちのことを「今後、どうにもこうにもできないようにしてやる。地獄に突き落としてやる」と話したそうだ。その話を伝え聞き、私は生きた心地がしなかった。

それは、腎不全の悪化で感じた死の恐怖とは、また違った色合いの恐怖であったのだ。

警察の影、そして逮捕

とにかく、代理人からの電話以降、私は怖くなり、車の購入を急ごうとした。

A子さんの代理人からは、それから数回の電話があった。初めから居丈高だったのが、どんどんヒートアップしていく。私の恐怖は日々増していった。そして、動きもままならぬ自分の体がもどかしくて、しようがなかった。

やっと、トヨタの営業所から、A子さんのもとへ車が届く日が決まったと連絡があった。車種はA子さんに選んでもらわねばならない。その折衝も営業所に委託しておいた。

すでに、この時点で自動車の本体価格百五十万円を販売会社に送金している。あとは、彼女が車種を決め、維持管理は自分で行なえばいいだけである。

ところが、A子さんの車種選択はなかなか決まらなかった。

経費のことなどが都合つかないと話していたが、それでも四月二十日、A子さんのもとに普通車が納品されることになった。

実は、こうしたA子さんとのやり取りについて、代理人からの電話の後、私は宇和島署と松山南署に相談していたのだ。

というのも、二〇〇六（平成十八）年二月末ごろ、友人からこんな電話をもらっていた。

「今日、刑事が来たよ。あなたたち二人のことを調べているみたい。腎臓移植のことについて聞かせてくれと言われたけど、知らないと言っといたよ」

このとき、まず、私が考えたのがA子さんのことである。この電話は、まだ車が納品されていないときであった。車をもらえないと思い込み、怒りが頂点に達したA子さんが、私たちのことを警察に訴えたのでは、と思ったのだ。

それで、まず宇和島署に電話をした。

「腎臓の件で、お話ししたいことがあるのですが……」

脚が悪いので、普通に歩けない。まことに申し訳ないが自宅まで来てもらえないかと頼んでみた。

すると、I刑事は、こう答えた。

「いま、そんな事件は調べていない。もし、何かあったら、こっちから行くがな」

きっぱりと言い、電話は切られた。

このとき、私の住所も電話番号もすべて教えておいたのだが、この後、何も連絡はなかった。

それから松山南署にも電話をした。

T刑事は、そういう話は宇和島署に言うようにと告げられた。

これは後になって知ったのだが、A子さんの代理人を名乗る男とは、A子さんのご主人が入っていた介護施設の介護士であった。A子さんよりも二十歳ほども若い男性だった。二人の付き合いがどういうものだったかは、私の知るところではない。

やはり、ある日の深夜にこの男から電話があったとき、さすがに私も腹に据えかね、怒鳴り返したことがある。これでも、商売相手としてかなり怖い連中と渡り合った経験がある。感謝の気持ちがあるから柔らかく出ていたつもりだった。それが、夜の十一時過ぎに何度もの電話だ。

「きちんと名前を名乗れ。話はそれからや。この電話、全部、録音しとるからな。ちゃんと名乗らないと大変なことなるぞ」

男は、姓名を口にした。私はそれをメモしておいた。

この電話の翌日、A子さんと男は警察に訴え出ていたのだという。私の妻にカードを盗まれてお金を引き出された。腎臓提供に対して、車と現金三百万円をくれると約束していながら、いまだに払ってくれない。そういう訴えだったそうだ。

いったい、何を考えて警察に行ったのか。いまもなお、私には到底、理解ができないでいる。

だから、警察では、すでに「臓器売買」の名目で捜査はしていたはずなのである。

私の友人知人への聞き込みもなされていたし、手術について細かく調べてもいたのである。この後になり、私の家の周りを、見かけない車がぐるぐると回っているのを見たこともある。車の中には見知らぬ男性が乗っていて、何度か目が合ったこともある。

妻がスーパーに買い物に出ようとすると、誰かにつけられているような気がしたと何度か話された。

二〇〇六（平成十八）年十月一日、私と、私の妻は臓器移植法違反で逮捕された。臓器売買の容疑である。

警察に電話をしてから、A子さんに車が納品されるまで二ヶ月もの時間があった。それなのに、私たちは逮捕されてしまったのである。そして、その車の納車から五ヶ月余り。

朝の八時半。自宅のチャイムが鳴った。このとき、私と妻とは別のフロアの部屋にいた。その両方に、同時に刑事はやって来た。

それぞれ二十人ずつ。

ドアを開けると、「警察の者です」と警察手帳を見せられた。テレビドラマで見るシーンと同じである。

臓器売買について調べている。ついては、警察まで来て、話を聞かせてほしい。あくまで、任意同行だと告げる。

妻は、話だけならすぐに終わると思って、部屋の戸締まりをしてから刑事についていったそうだ。

私のほうは、体と足の調子が悪いので、明日にしてほしいと言った。ちょっと腹立たしかったのも事実だ。何度か電話をして、確認していたはずなのだから。

「いや、だめだ。今日、話しに来てほしい」

「行かん言うたら、行かんのじゃ」

すると、「八時何十分、逮捕」と言われ、手錠をかけられてしまった。生まれて初めて手錠をかけられたのだ。

部屋を出て、マンションの入り口まで行くと、報道陣がたむろしている。警察に着くと、二百人はいただろうか。テレビカメラも見えていた。

頭から、刑事のジャンパーをかけられた。

それでも、雑誌や新聞のカメラマンの焚く、フラッシュの光が目に焼きついた。

護送車に乗せられ、私たちは宇和島署に連れられていった。自宅から一分ほどである。

その護送車を追いかけてくるマスコミの車。まるで、映画かテレビを観ているかのような錯覚にとらわれた。

車窓から見える景色は、いつもの見慣れたものとは、かなり異なっていた。

第六章　生まれて初めて刑事被告人に

地元の愛媛新聞には、逮捕の翌日十月二日の朝刊一面に大きな記事が載った。

見出しは大きく《腎移植で臓器売買》《患者と仲介役逮捕》《ドナーに現金・車》とある。

記事のリードは、こうだ。

「宇和島徳洲会病院で昨年九月に行われた生体腎移植手術に絡み、金銭授受があったとして県警生活環境課と宇和島署は一日、臓器移植法違反（臓器売買）の疑いで、臓器を受けた水産会社役員山下鈴夫と移植を仲介した内縁の妻（記事は実名）の両容疑者を逮捕するとともに、病院など関係三ヵ所を家宅捜索、同署に特別捜査本部を設置した」

そして、こう結ばれている。

「一九九七年の同法施行後、臓器売買の摘発は全国で初めて」と。

逮捕の二日後の毎日新聞には、次のような記事が載っている。

「内縁の妻（記事は実名）が手術の約1ヵ月前、逮捕された夫の山下鈴夫容疑者について『助かるには移植しかない』と周囲に話していたことが分かった。一方で、親族らには臓器提供を依頼した形跡がほとんどないことも判明」

同じ日の愛媛新聞では、次のような見出しが踊っている。

《購入　早くから意識か》

内容は、こうである。

「『外国に行ったら（臓器が）金で買えるのに』と山下鈴夫容疑者が手術前に漏らしていたと証言する関係者もおり、同容疑者が早い時点から臓器売買を意識していたこともうかがえる」

次のような記述も見える。

「（病院側に対して）ドナー女性が妻の『妹』として連れてこられて『（山下容疑者は）弱っているので早く移植してあげて』と話したという」

「ドナー女性は、三十万円と乗用車を受け取る間の時期に当たる今年二月、『頼まれて腎臓を提供したが、貸したお金の一部しか返ってこない』などと県警に相談を持ち込んだ」

つまり、私たちの逮捕のきっかけはA子さんが作ったことになる。

彼女が警察に相談に行き、先に述べたようなことを訴えたため、そこから「臓器売買では？」ということになり、捜査がはじまったようだ。

私にしても妻にしても、そのようなことは一切考えず、A子さんのためにとお金を振り込んだり、車の用意したりしていたのだ。あくまでお礼のつもりで。

愛媛新聞では私たちの逮捕後すぐに「宇和島　臓器売買」というシリーズ企画をスタートさせ、この事件の検証を行なっている。

十月四日は《ドナー探しに焦り》という見出しがあって、ここでは関係者のコメントとして「山下容疑者の妹や息子などに腎臓提供をお願いしたが断られていた」とある。先の毎日新聞の「親族らには臓器提供を依頼した形跡がほとんどないことも判明」とは明らかに矛盾しており、もちろん、こちらの愛媛新聞の記事のほうが正しいのだが、この程度の事実誤認は以後のマスコミ報道では山ほど表れる。

たとえば、愛媛新聞の十月五日付の記事。

「温泉好きの女性（A子さんのこと）が手術後、温泉に行った時、聞かされていた以上の大きな傷あとはタオルで隠しきれず、ショックを受けた」

毎日新聞（十月四日付）には、このよう記事もある。

見出しは《良い事をしたいから》。

「ドナーになって松山市の女性（A子さんのこと）が移植手術前、『自分が生きている間に良いことをしたいから（提供を）引き受けた』と周囲に話していたことが分かった」

もし、この記事を素直に信じるなら、どうして「約束の謝礼がなかったと県警に相談」（愛媛新聞・十月八日）となるのか。そう、臓器売買事件として警察が調べることになるのか。

もしも、A子さんの言うことを信じるなら、金品の要求はしないはずだし、こうして訴えているのは、そこに善意以外のものも含まれていたと考えるのが常識だろう。

記事を書いた人たちは、そこに何の疑問を抱かなかったのだろうか。

十月十九日、愛媛新聞にはこういう記事が載った。

《ドナー女性書類送検》《移植法違反容疑認める》

A子さんが書類送検されたという内容なのだが、「(A子さんは)山下容疑者の生体腎移植手術のために二〇〇五年九月、腎臓を提供。見返りとして同年十一月に現金三十万円、〇六年四月に乗用車(約百五十万円相当)を両容疑者から受け取った疑い。容疑を認めている」ということだ。この最後の「容疑を認めている」という点は重要である。彼女は、けっして否定しなかったのである。

事件の論点は、大きく二つに分けられる。ひとつは私と妻とが逮捕された臓器売買にまつわるやり取り、そして、もうひとつは、この腎臓移植手術が親族ではない他人から行なわれたということから、医療側の責任はどうなのかと問われる点である。

もちろん、私にとっては前者が重大事であった。

臓器移植法は、一九九七(平成九)年に施行され、その十一条に移植手術に使用されるための臓器を提供することへの対価として財産上の利益の供与を受け、または要求、もしくは約束をしてはならないとされている。

要は臓器の斡旋売買を禁止しているわけだ。

また、日本移植学会の倫理指針には、臓器提供者は六親等以内の血族と三親等以内の姻族とするとあるが、これもまた斡旋売買を事前に防ぐ目的なのだろう。

しかし、こうしたことを、私たちは不勉強にしてまったく知らなかったのである。信じられないことかもしれないが、これは本当のことなのだ。

ただ、開き直るわけではないが、こうした法的なことについて、どれだけの日本人が知っているのか。それは疑問である。

孤独で悲惨な留置所生活

二〇〇六（平成十八）年十月一日、逮捕された私たちは、宇和島署に連行された。

もちろん、生まれて初めての出来事、体験である。言葉で言い表せないほど辛く、苦しく、悲しい状況だった。

私たちの家族は、テレビのニュースで知ったそうである。それは、そうだろう。地元宇和島で起きた「日本初の臓器売買事件」として大々的に報道されたのだから。

私の娘たちは、テレビを見ながら、慌ててしまったという。何しろ、次女などは前日にも私の家に遊びに来ており、まさか翌日、手錠をかけられた姿を見ようとは思わなかったようだ。

こうした辛さを増幅させたのは、留置場生活が孤独だったからである。なお、宇和島署内の留置場はいっぱいだったため、妻は松山南署の留置場に入れられている。車で一時間四十分ほど離れているのだが、そこに入れられたのだ。

留置場内で、私は自問自答しつづけていた。

どうして、こんなことになってしまったのか。


昔から留置場や刑務所のことを「ブタ箱」と呼ぶ。生まれて初めて留置されてみて、まさに、そのとおりだと思った。「ブタ箱」である。

鉄格子、金網、鉄の大きな扉。三畳ほどの部屋にはトイレしかない。雨の日などは、トイレから汚臭がぷんぷんと漂ってくる。気分もすぐれなくなるし、食だって進まない。

食事はドアの横の出窓のようなところから差し入れられる。赤いプラスティックの弁当箱で、朝昼晩と小窓に置かれる。いつしつか臭いを避けるようにして、トイレを背にして食べるようになった。

飯にジャコ天一枚のみ。みそ汁もない。

初めに、この食事を見たとき、涙が出てきた。大の男が情けないとは思ったものの、どうにも涙が止まらなかった。けっして私の口がおごっていたわけではない。むしろ、病院生活から手術を経て、美食とは無縁になっていたはずだ。それでも、初日は一口だけしか食べられなかった。喉を通らなかった。

ただ、人間というのは強いというか、しぶといものである。慣れてくると、一口、二口、三口と、むしろこのような食事でも有り難いと思えるようになってくる。

食事には気をつけねばならない私にとって、野菜類が不足する食事内容であった。そして、腎臓が悪いため、本当は水分を大量に補給しなければいけない。だから、わざわざ体調を崩すような生活だったのである。

肉体的にはすぐさま、その影響が出てきた。胃がもたれるような感じから、吐き気がしてきて、脂汗が異常に流れてくる。頻繁に悪寒が襲ってきた。腹の具合も、どうもおかしい。日が経つに従い、外はだんだんと秋が深まってくる。寒くなっていった。冷や飯が喉にひっかかるようになり、私は震えながら、冷や飯を飲み込むようにして食していった。ただ、お茶だけは温かいものをもらえた。それが随分と救いになった。冷たいご飯に温かいお茶をかけて食べた。

箸を動かしながら、再び、自分が哀れでならなかった。何しろ、夢に出てくるのは、温かいウドン、ラーメン、寿司、刺身、焼き肉などである。それらを前に、さあ、食べようとすると目が覚める。そんなことが繰り返されていた。何だ、夢だったのか。こんなことさえも楽しみのひとつになっていたのである。

恥ずかしい話だが、頭に浮かんでくるのは食べ物のことばかりであった。コーヒーも飲みたかったし、タバコも吸いたかった。

後で聞いたところによると、妻のいた松山南署の留置場は、狭さや暗さは同じようなものだが、食事だけは良かったそうだ。同じような弁当だったが、みそ汁もついてそれなりに美味しく食べられたという。また、多くの職員からも親切にしていただいたようだ。

刑事も人もそれぞれ

朝、起こされると、洗顔、歯磨きと部屋の掃除をやらされる。一台の掃除機が回ってきて、それで部屋を掃除するのだ。

靴は脱がされ、スリッパである。洋服などは、少し経ってから家族に差し入れてもらった。

朝から夜の九時まで、毎日、取り調べである。

もちろん、渦中にあっては、この事情聴取がどれだけつづくか見当がつかない。終わりのない、エンドレスの拷問のような気がしていた。

まさに、テレビや映画で見ていた取り調べと同じである。

刑事が机をどーんと叩き、「真実を言え」の繰り返しなのだ。いくら事実を述べても、さらに「真実を言え」と畳みかけてくる。これが真実なんです、何度、そう告げたか分からない。

内心、悔しさで満ち満ちていた。気が狂うほどに悔しかった。これ以上、何を言えというのか。どんな真実を口にしろというのか。真実はひとつしかない。私が、いま、話している内容が真実なのだ。

朝、昼、晩と同じ刑事が取り調べにあたる。

生まれてから今日に至るまでの自分の話をずっと聞いてくる。前の表現と少しでも違ったことを言うと、「やっぱりウソを言ったな」と突っ込んでくる。ちょっとした言い違いや、記憶違いでも、そうだ。

人間だから、そうしたことはたくさんあるはずなのに。

私にとっては、もう随分と前の話である。そして、臓器を売買した覚えなどないのだから、どうしようもない。

質問も、私の言質をとるような内容である。誰々にこう言うたやろ、誰々に腎臓を買うと言うたやろ。あるいは、私を怒らせるようなことを聞いてくる。たとえば、A子さんと肉体関係があったんやろ、など。そのつど、私は「違います」と否定してばかりだった。そんな質問が繰り返されるたびに、ほとんど喧嘩腰になってしまったこともある。

悔しさを耐えるため、私は強く手を握りしめていた。掌に汗がにじんでくる。歯を食いしばった。そうやって、何とかこらえていた。

あるとき、刑事が交替し、別の刑事が取り調べを行なうことになった。この人とは相性が合ったのだろうか、頑なにならずに済んでいった。それまでも繰り返したことばかりだが、それでも、私は事実を、そして真実と信じることを喋った。

この刑事と向き合うことで、少しずつ気が楽になっていった。

そこからは、私も少しお喋りになったのだろう。何となく自分が素直になっていくのを感じた。

あるとき、その刑事からこんなことも言われた。

「あんたの言うことは分かるけど、いまの法律では罪になるんや。法律を変えない限り、そうなんじゃから、こらえてくれ」

しかし、夜が来ると、いけない。

暗くなると、頭は重くなり、眠れなくなる。二十分間隔で目が覚める。

体調が悪くなっていくのを感じたが、警察官の中にも、本当に優しく、親切な人たちがいた。

留置場で、役付きの刑務官の一人は、毎日、私の足の治療をしてくれた。足が割れ、腫れた状態からリンパ液が流れ出たことがあった。そこに細菌が入ると、足を切断しなければならないこともある。糖尿病による壊疽《えそ》では、そうした人がたくさんいる。それを防ぐには、毎日、足をぬるま湯で洗って、消毒し、薬を塗って包帯で巻かねばならなかった。そんな一連の治療を、イヤな顔もせず、つづけてくれたのだ。

その人とはいろんな話をした。私のことを罪人とは見ていなかった。あくまで、一人の人間として付き合ってくれた。

いまでも、その笑顔が忘れられない。

夜も多量の水を補給しなければならなかったところ、この刑務官が来てはコップ一杯の水を何度も注いでくれた。

足は、留置場を出た後もずっと治療をつづけ、傷は治ったが、しかし、足は曲がったままになってしまった。現在に至るまで、同じ状態である。そのために、車椅子生活を余儀なくされているのだ。

刑務官の彼には判決が出た直後、お礼の電話をしたのだが、すでに松山に異動した後だった。栄転だったようだ。しばらく経ってから、やっと電話で声を聞くことができた。話しているうちに、涙が出てしようがなかった。あの辛い時期を思い出してしまったのだ。その中で受けた暖かい恩情も。このことは、恐らく一生忘れることがないであろう。

法の矛盾、真実の無力

実は、逮捕された後、私選で弁護士をつけようとした。ただ、地元には、あまり弁護士がおらず、このような裁判に関わりたくないと断られたりもした。それで、やっと依頼した弁護士は、とにかく高齢の方だった。

接見に来たとき、耳が遠くて、こちらの話を聞き取れない。情報はほとんど新聞記事の鵜呑みである。いったい、何のための弁護なのか。

担当の刑事にも「あの人は、やめといたほうがいい」と言われ、私も金の無駄だと思った。それで、国選弁護士をつけてもらうことにした。こちらはこちらで、まったくやる気のない人だった。接見は二回で六分。裁判に至るまで、話をしたのはそれだけである。

妻は同じ時期に松山南署で留置されていた。

後に聞いたところでは、彼女のほうは比較的、大事にしてもらったようである。私と妻とでは、罪の比重が違ったということか。それとも施設の違いが待遇の差にも表れるのか。

ただ、強い女性ではあるが、さすがにストレスは感じていたようで、逮捕後一ヶ月ほど経ってから、体力の衰えによって腎盂炎となり、道後の大きな病院に五日間、通ったのだという。四時間ほど点滴を受け、それからまた帰ってくる。

刑事が付き添ってくれて、行きも帰りも車の運転をしてくれたそうだ。

三週間経ったところで、私たちは起訴される。

これは後になってから見たのだが、愛媛新聞の十月二十二日には大きくこういう記事が出ている。この日は日曜日であった。

《山下容疑者ら2人起訴》《臓器移植法違反　ドナーは略式》

私と妻とは起訴され、A子さんは略式起訴だったのだ。

地検では「三人の処分が分かれた理由を『両被告が今回の犯罪を持ち掛けた点を考慮した』と説明。女性を罰金刑（上限百万円）が前提の略式起訴としたのは『（妻と）長年友人関係にあったことから、金目当てのみが目的だったとはいえない』とした」

略式起訴とは、要は裁判を開かずに書面だけで刑事裁判手続きを行なう方法である。日本では、起訴される被告人の九割が略式起訴で、交通事故での業務過失傷害罪などは、ほとんどがこの方法によっている。

ただ、被疑者が異義申し立てを行なえば、正式裁判を開くことができ、その時点で略式起訴による罰金などの略式命令は無効とされるのだ。

だから、A子さんがあくまで「臓器売買の意志はなかった」と言い張り、強く主張していたように「貸したお金を返してもらうのが目的」だったとしたら、異義申し立てを行なえばいいのである。ところが、A子さんはそうしなかった。これもまた、理由がよく分からない。

彼女への略式命令は、罰金百万円と追徴金三十万円、押収していた乗用車の没収である。

そして、A子さんはこの略式命令を受け入れているのだ。

体調の悪化、死を覚悟

十月二十二日、私は同じ宇和島署の留置場。妻のほうは宇和島の柿原拘置所に移監させられた。起訴されたために未決の拘置所に移されたわけだ。こちらでは、一日中座っていなければならなかった。それが辛かったという。

ただ、この妻のいた拘置所でも、食事は悪くはなかったようだ。量も品数も豊富だった。冷めたものは出てこなくて、みそ汁もたっぷりと熱いものが供された。主食は麦飯で、これに果物、デザートもつくことがある。祭日にはお菓子が配られ、手作りのホットケーキ、ぜんざいなども出された。妻が最も感動したのは、クリスマスにケーキが出たことだそうだが、これは、もっとずっと後の話である。

とにかく、留置場と拘置所はまったく異なるのだ。拘置所では、お金を出せば、本や新聞、嗜好品を購入することができる。妻は、ここでみかんを買って食べたそうだ。涙が落ちるほど美味しかったと、後々まで語ってくれた。

ストレスと疲労で体力も落ち、体重も五キロ落ちていたが、拘置所に来てから元に戻ったという。

宇和島の検察庁へ通うには、車である。みかんの黄色い山々が実にきれいだったのを覚えているという。その風景は、いつもとあまりに違って目に映り、そのたびに妻は自分を責めたのだ、と。

起訴されてから、私の体調は本格的におかしくなっていった。

ついには、市立病院に二週間入院することになる。

十一月八日のことだ。血液のクレチニンの数値が異常に上がっていた。尿は出ず、もうこのまま死ぬのではないかと思った。本来は、手術をした徳洲会病院に入院したかったのだが、なぜか、それはダメだと言われた。つまり、この時点で、警察としては徳洲会、そして万波先生への捜査も視野に入れていたことになる。私が入院して、話の辻褄を合わせてはいけないということなのだろう。

入院中の食事は、最高に美味しく感じられた。毎食、しっかりと味わって食べた。「かつえ、へんろ」のように、つまりは飢えた乞食のように腹を空かせていたのだ。

ベッドでも、よく眠れた。久しぶりの熟睡である。

もちろん、入院中も監視付きである。刑務官、刑事、弁護士、警察署長などが、入れ替わり見張りにくる。看護師も頻繁に見にくるので、ゆっくりと静養するという状態ではなかった。その意味では、むしろ、留置場にいるときより、気は休まらなかった。

体調は、到底、本調子とは言えなかったが、治療はここまでと主治医に言われた。

あと一週間、入院させてもらえないかと談判したが、無理だと言われた。

足も顔もぱんぱんにむくんでいた。

「このまま死んだら、あんたらのこと、恨みますからな。これだけは、言うとくぞ」

捨てぜりふを残して、病院を後にした。

裁判開始

裁判は二〇〇六（平成十八）年十二月五日にはじまった。

私は宇和島署の留置場から、妻は柿原拘置所から、それぞれ裁判所へと出向くことになる。

私は、髪の毛は伸び放題のぱさぱさで、白髪混じり、ゴム草履にグレーのズボンと黒のジャンパーという、いかにも被告人スタイルであった。

妻もまた入廷してきた。妻もぱさぱさの白髪である。久しぶりに見る懐かしい顔だったが、互いに一気に老けてしまったのを感じた。そして、私は妻に苦労をかけた責任で胸がいっぱいになった。

法廷では口をきくことは禁止されていたから、声はかけられなかった。

傍聴席には大勢の人たちが詰めかけていた。

まずは、私の名前、本籍、住所などが聞かれ、それから検察の冒頭陳述がはじまった。

検察は、初めに私たちの行為について、「違法と知りながら高額な対価を供与した悪質な犯行」と断定した。

そして、陳述がはじめられる。


まずは、山下（私）、妻、A子さんとの関係が説明され、そこから手術に至るまでが陳述された。

山下と妻とは二〇〇〇年ごろからの内縁関係である。妻とA子さんとは、互いの子どもが小学校の同級生であったことから知り合い、その後、親しくなって友人となった。

山下は、二〇〇四年四月ごろ、宇和島徳州会病院泌尿器科で慢性腎不全と診断される。三度入院し、約一年間は自宅で療養した。

自宅療養中に症状が悪化し、二〇〇五年六月十一日、四度目の入院をする。人工透析の苦痛に耐え兼ねたこと、主治医の勧めもあったことから、腎臓移植を受ける決意をした。

山下と妻の両被告は、山下の親族に腎臓提供を依頼したが、七月中旬ごろまでに、全員から断られる。

八月には長男にも断られた。

妻は、山下の親族に断られた場合に備えて、七月二十日、長年の友人であったA子さんに謝礼をするから腎臓を提供して欲しい旨、依頼する。

このとき、A子さんは謝礼として軽自動車程度の車を要求した。

妻は、山下の長男から断られた後の八月中旬ごろ、山下被告と相談のうえ、改めてA子さんに腎臓の提供を依頼、その一方で自動車の提供を約束した。

八月二十四日、山下とAさんは宇和島徳州会病院で検査を受け、九月二十八日に移植手術が実施された。手術は成功した。

検察の陳述は、つづいて犯行状況に及ぶ。

ひとつは、三十万円の供与である。

山下は、退院前の十月下旬、A子さんの病室を訪ねる。このときA子さんから、手術痕の痛みなどで生活に不自由するなどと言われ、暗に金銭の謝礼を要求された。

確かに、腎臓提供によってA子さんには苦労をかけると考えた山下は、軽自動車とは別に、現金を渡すことを承諾。

山下の内縁の妻は、十一月下旬ごろ、山下と同様にA子さんから金銭による謝礼を要求され、それを山下に伝えた。

山下は三十万円程度が適当と考え、妻に指示して、A子さんの指定する銀行口座に振り込み、入金させた。

もうひとつは、自動車の供与である。

山下と内縁の妻、その二人の被告は、山下の手術後、A子さんから謝礼の車は普通車がいいと聞かされる。車名の特定はなく、このときには提供には至っていない。

その後、山下が車のオプション装備の要求を断ったこと、リースでの購入を持ちかけたことなどから、A子さんは車提供の約束を反古にされると疑うようになった。また、二〇〇六年二月中旬には被告らとの連絡が途絶え、ますます怒りを抱くようになる。

A子さんが怒っていると知った二人の被告は、早急に車を提供することにし、自動車販売会社にA子さんへの車の紹介、交渉などを依頼した。

その結果、本体価格百五十万円を販売会社に送金し、四月二十日、A子さん宅に普通車が納車された。

検証なしのメディア報道

検察側の陳述が一方的であることは、これまでに私が書いてきた事実と照らし合わせれば理解できるだろう。

A子さんの訴えも、二転三転しているのである。これは前に書いたように、初めは妻が彼女のカードを盗んで勝手に金を引き出して使ったと言っていたのだ。それが、次には以前に貸したお金を返してもらっていないとなった。供述がころころと変わるので、この貸したお金云々ということは裁判では取り上げられることがなかった。つまり、ウソだということになっている。

もうひとつ、私たちにとってショックだったのは、二人が拘留されている間にA子さんが記者会見を行ない、勝手気ままに今回の出来事を話していたことだった。また、それを何の検証もせずに新聞や週刊誌が掲載してしまったことである。もちろん、すべてが嘘であると言い張るつもりはない。中には事実も含まれていたが、それでも多くは虚偽であり、私たちが一方的に犯罪者とされるような内容であった。

たとえば、「スクープ・インタビュー180分」と銘打たれた「週刊現代」の記事が、その典型である。

「私（A子さん）は十数年前に山下の妻（記事は実名）に貸していた200万円を返してもらおうと、昨年7月20日ごろ、彼女の部屋を訪ねたことが、そもそもの発端です。妻は、『山下の具合が悪い。腎臓を売ってくれたら、借りていた200万円に謝礼を上乗せして払う。腎臓1個の値段は300万円が相場だから、500万円払う』と懇願されました」

「（A子さんは）実は自分の腎臓を他人に提供するのはたぶん無理だろうと漠然と思っていた。というのも、彼女には糖尿病・高血圧・パニック症候群・鬱病・後縦靭帯骨化症という数々の持病があり、『要介護度1』の認定者だったからだ。ところが驚いたことに、万波医師はこれらの持病を無視したという」

こうしたA子さんに関わる病気のことなどを私たちが知ったのは、この週刊誌の記事を見てからだった。もちろん、万波先生も知らなかったはずである。そもそも、これほど病気を抱えていたら、移植手術に耐えられないと判断しただろうし、もしも、生死に関わる事故が起きた場合、万波先生の責任が問われるのは、医師であるなら誰でも考えることである。そんな危険な選択をするはずがないだろう。

とにかく、飲酒、喫煙、健啖家でパチンコ好きのA子さんである。後から、こうした病気を抱えていたと言われても、何とも納得できないのは事実なのだ。

そして、彼女は腎臓を提供するよう依頼されたとき「その場でOKできるような話ではない」と思ったそうだ。

なのに、すぐに病院に検査に行っている。これは、辻褄が合わないだろう。

そして、私や妻の懇願に負けて「売ることに同意」したという。

週刊誌の記者は、この話の流れにまったく疑いを持たなかったようだ。

お金を貸していて、返済を迫っている側が、どうして腎臓を提供するのだろう。逆ならば分かる。私たちがA子さんにお金を貸していて、その返済として腎臓を提供するよう迫ったというなら理屈に合うだろう。彼女の言い分はそうではないのだ。お金を貸している側が腎臓を提供しようというのである。

なおかつ、彼女が何度も何度も宇和島で妻の部屋に宿泊していることは調べればすぐに分かったはずである。それが、どうして、急に「十数年前に山下の妻に貸していた200万円を返してもらおう」と言い出すのか。

そして、A子さんは私たちが借金二百万円も返さず、上乗せの三百万円も寄越さず、三十万円と車しか渡さないので、警察に相談に行ったというのだが、記事には、このとき「山下の妻がA子さん名義のカードを盗んだ疑いもあったため、（中略）被害届を出し」たとある。

いったい、この盗んだカードの話はどこから出てきたのだろうか？　そもそも、いつ盗んで、どうしてこのときに訴え出ているのか。そして、その後、カード窃盗被害の話はどうなったのか。なお、後に警察で聞いたところによると、彼女の銀行口座に二百万円の預金があった形跡は一度もなかったそうだ。

週刊誌の記事は、こうした一連の談話にまったく疑問を抱いていないのである。理屈で考えていけば、A子さんの話に首を傾げるのが普通だと思うのだが、そうはならない。

それは、あくまで、私たち容疑者や病院、医師を悪人に仕立てるという結論が先にあるからだろう。

私が、こうした記事について知るのはかなり後になってからだが、マスコミの公平性についての信頼がガラガラと崩れ落ちるのを感じた。問題点については、中立を貫いて、公平な目で報道するのを旨とするはずの媒体が、片方の意見だけで私たちを断罪する。そのことに無念を感じたのだ。

理解できない警察対応

もうひとつの無念、というより怒りが心の片隅にある。それは警察の対応だ。

私が、臓器移植法について無知だったのは認めざるをえない。それゆえに罪に問われるのは致し方ないことだろうと諦めている。

ただ、前にも書いたように、私はかなり早い段階で宇和島署や松山南署に「腎臓提供と自動車との関連」などを相談しているのだ。さすがに、具体的に臓器売買として認識してはいなかったものの、こうした行為はまずいのではないかと感じたからである。また、ドナーからの脅迫にあたるのではないかという思いもあった。

しかし、両警察署ともに私の話に一切耳を貸そうとせず、放っておかれた。いや、このとき、すでに犯罪として眺め、調べていた節がある。

A子さんが私たちのことを警察に告げたのが平成十八年二月。車が納車されたのが四月下旬。この二ヶ月近くの間、警察では私たちがA子さんに車を渡すであろうことは予想できたはずである。それはそうだろう、A子さんじしんが口にしていたのだから。

では、どうして、この期間にA子さんに対して、あるいは私に対して、車の授受は法律違反になるのだと注意し、止めさせなかったのだろうか。犯罪を未然に防ぐのも警察の役割だと思うのだが、これでは私たちはみな、犯罪が起こるまで「泳がされていた」ことになる。

私の再三の問い合わせに対して、警察は「そのような話はない」と否定しつづけていたのだから。

いわゆる「常習犯」ならば「泳がせる」意味も分からないではない。が、腎臓移植など、一生に一度しか経験しないだろう。

私は、「もしも、問題があれば言ってください」と私の連絡先も伝えておいた。しかし、警察からは何も言ってこなかった。ならば、あくまで「謝礼」なのだから、許容範囲なのだろうと私は考えていた。

もちろん、すべてを警察のせいにするわけではなく、私の甘さが根幹にあることは認めつつ、こういった口惜しさがあるということなのだ。

水面下では私たちに対する捜査が進んでおり、何ヶ月にもわたって監視状態がつづいていたと思うと、怒りや憤りだけでなく、不気味さも感じられてならない。そして、警察に対する信頼感も揺らがざるをえないのである。

ただ、こうしたことを私は裁判で口にしなかった。ひとつは、体調が思わしくなく、早くに結審して欲しかったからだ。どのような罪に問われても、いまより待遇は良くなるだろう。そうすれば、入院する機会もあるだろうし、体調も回復するかもしれない。そう考えたのだ。担当の刑事から、やったことはやったと認めないと泥沼になると言われていたこともある。

もうひとつは、あまり私が争うことで、家族や病院関係者に迷惑がかかるのではないかと危惧したからだ。みんなの世話になって、ここまで生きながらえたのだ。それを無にしたくはなかった。

ただ、妻のほうは、これらのことを、しっかりと陳述していた。「裁判は真実を述べる場所だ。言っておかないと一生後悔すると思った」そうだ。A子さんのこと、A子さんの代理人からの深夜の電話のこと、それを脅迫と受け取ったこと、など。

彼女のほうが、A子さんに裏切られたという思いが強かったせいかもしれない。

両弁護士、最終弁論

裁判は、弁護士による最終弁論へと移っていった。弁論は次のようなものだった。

山下被告は人工透析をつづけても生命の維持が難しく、移植を受けなければ生きることができない状況にあった。

「死にたくない」という思いから、ドナーのA子さんの希望に沿うよう、軽自動車程度の贈与を約束したのであって、誰でも同じ状況にあれば、同じように法を犯す可能性が高い。

それゆえに、彼の行為を強く非難することはできないだろう。

被告はA子さんの善意、好意に応えるため、何もしないのは却って人の道に反するとの思いから、利益を供与したのであり、違法性の意識は希薄である。なおかつ、財産上の利益をえさにドナーを探したわけでもない。

被告に思いのあるもう一人の被告は、愛する者に少しでもこの世に長く存在してほしいとの願いから、A子さんを説得したのである。

妻の方の弁護士による最終弁論は、こうである。

本件の背景には深刻な臓器不足がある。

死体腎移植の件数は少なく、減少傾向にさえあり、人工透析を受けながら二十年、二十五年という長い年月、移植の順番を待ちつづけている患者が多数いる。

数年も待てば移植を受けられる状況ならば、被告は臓器売買に走らなかった可能性がある。

被告は内縁の夫の病状の悪化を目の当たりにして、主治医から「放っておいたら死ぬ」「移植を考えてみんといかん」などと言われ、移植を焦ったのである。

最初は自分の腎臓を提供しようとしたが、医学的に適さないということで断念、山下被告の親族から提供を受けようと、何人もの人に頼んで回ったが、承知する身内は現れなかった。

このように、当初から腎臓を買い取る行為に走ったわけではない。

謝礼（対価）の内容が具体化したのはA子さんが「車」一台ぐらいなどと要求し、また、腎臓摘出後、傷が痛いなどと不満を訴えてからである。車と現金とをA子さんの要求に従って提供することになる。

臓器移植を受けた者の命が助かるのなら、何かお礼をしなければならないという被告の心情は人間の自然に出てくる気持ちだとして、十分に理解できるのである。

これが双方の弁護士による最終弁論の要旨である。

裁判の後、私は留置場生活が困難になり、保釈金二百五十万円を積んで、自宅療養することになった。逃走の恐れもないだろうし、このまま留置場で死なれても困ると思ったのだろうか。

妻のほうは保釈を認められなかった。

やはり自宅で寝られることは気分的にかなり楽だった。二回目の裁判で結審となる。それまでは、まるで死人のごとく昼夜の区別なく眠りこけた。娘たちが身の回りの世話を焼いてくれた。

ただ、自宅に戻っても報道陣の声で目を覚まされ、そのせいか風邪をこじらせてしまった。体力が弱っていたのだろう。ちょっとしたことで、すぐに体調を崩すようだった。

ただ、この間も妻は拘置所で辛い思いをしているのだ。そう考えると、私が弱音を吐くわけにはいかなかった。

懲役一年、執行猶予三年

判決公判が開かれたのは、二〇〇六(平成十八)年十二月二十六日であった。

私たちはそれぞれ自宅と柿原拘置所から出廷した。

この日もまた、大勢が傍聴にきていた。

日本国内で初めての臓器売買事件である。マスコミは注目しつづけていた。

このときの私は、もう車椅子なしでは動けなかった。体調も悪くなっていた。頭がぼーっとしていて、考えもまとまらない。


裁判がはじまると、すぐに判決文が読み上げられた。

判決は、二人ともに懲役一年、執行猶予三年というものだった（求刑は懲役一年）。

裁判長は「死体からの臓器提供が著しく不足し、多数の待機患者が存在する中で起こるべくして起きた事態と否定できない」と結んだ。

この言葉が身にしみた。

有罪ではある。それは予想していた。

ただ、何とか執行猶予がついたことで自宅に帰れると胸をなでおろした。

すでに、私は車椅子生活である。これ以上、心身ともに疲弊していくことは、生命にさえ影響すると思えたのだ。

妻は、拘置所から荷物を持ってきていた。そうするよう刑務官に言われたそうだ。ということは、執行猶予の予測がついていたということだろうか。

有罪であることを重く見て、今後は間違いのない人生を真っすぐに歩もうと誓った。

判決後、家に着くなり報道陣に取り囲まれた。隣近所の方々に迷惑がかかるので、全員に家に入ってもらい、インタビューを受けることにした。

翌日の朝日新聞の愛媛版に、次のような一問一答のインタビューが載っている。あの時点としては、私の正直な気持ちである。

「―判決を受けた今の気持ちは。

妻（記事は実名）　言いたいことは色々あるが、ドナーと万波先生には感謝している。やったことは全部自分が悪い。（山下被告を）助けたい気持ちでいっぱいだった。これからは自分の体にむち打ち頑張っていきたい。

山下被告　万波先生に感謝している。私のやった行為が違法だと言われればその通りだ。

―万波医師から臓器売買は違法だと聞きませんでしたか。

山下被告「金品のやりとりをしたらいかんぜ。違法ですよ」と聞かされていた。臓器売買というのはブローカーがいて、数千万とか数百万とかの金が動くものだと思っていた。自分の場合はお礼のつもりだった。

（中略）

―現在の体調は。

山下被告　横ばいというか生活には問題はない。手術する前に比べればずっと楽だ。とりあえずは、ゆっくり休んで、元の生活に戻りたい」

この日は、深夜まで近所の人たちや友人、身内が訪ねてきて、言葉通り「涙の再会」となった。いままでの辛さが一気に吹き飛ぶ気がした。

本当に、多くの人に心配をかけてしまったのだと、改めて感じた。

松山から来たという二人の女性は、判決公判はクジに外れて傍聴できなかったので、住所を聞いて私の自宅を訪ねてきてくれたのだという。「めげずに頑張れ」というメモと雑誌の入った袋を手渡してくれた。

深夜、久しぶりにゆったりと風呂に入り、すべてを洗い流した。

興奮していたせいか、なかなか寝つけなかった。

第七章　腎移植、そして万波先生のこと

裁判について、初めは控訴も考えていた。

しかし、弁護士からは「長引く」と言われていたし、体が保たないだろうと思い、断念することにしたのだ。また、A子さんのことも聞き、控訴審となって、これ以上、彼女を苦しめるのも私の意図するところではない。彼女とは、あの自動車の一件以来、まったく音信不通であった。ただ、元気でやってくれてさえいれば、そう願っていた。

また、裁判が終わってから、自宅に何度かいやがらせの電話があった。こうした事件があると、常にそういう人たちが現れるようである。

とにかく、執行猶予つきの判決を受け、少しずつ生活も以前のように戻ってきた。

そうした中で改めて自分のしたこと、腎臓移植にまつわることなどを考えるようになった。

いったい、何が間違っていたのだろうか。そして、何が正しかったのだろうか。

取り調べから裁判という一連の流れの中では、冷静に見つめられなかったことの数々が、

いまにして考えることができる。

けっして自己弁護に陥ることなく、客観的に眺められるようになってきたのだ。

腎臓病、そして腎移植について私なりの考えを述べるためには、まず、私の命の恩人とも言える万波誠医師の話からはじめるのが最適かもしれない。

いまでは、すっかり有名人になり、腎移植の代名詞の如くなってしまったから。

万波先生は、一九四〇（昭和十五）年に岡山県備前市和気町に生まれたそうである。万波という変わった姓は、この地方の豪族のものだと知人から聞いた。

万波先生の父親は家業であった三石耐火レンガの工場を継いで、かなり大きな企業にしたようである。

万波先生は家業は継がずに山口大学医学部に進み、教授に宇和島行きを勧められ、それほど長いこと住むつもりもなく赴任したという。

宇和島市立病院の泌尿器科にいて、当時は副院長だった近藤先生とともに病院の発展に力を注いでいた。

とにかく万波先生が熱心な医師であるというのは、誰もが口にすることだ。ひとつのことに取りかかると、寝ても覚めてもそればかり。一途なのである。

ただ、病院での治療では物足りなくなったのか、一時、アメリカに留学し、腕を磨くとともに最先端の医学知識を身につけてきた。

その後にニワトリや猫、犬など使って、生体移植の研究に明け暮れたそうだ。自宅の二階は研究室になっていて、そこで動物の腎臓移植手術の実験が行なわれていたと聞いたことがある。近所から悪臭がするとか、動物のうめき声が聞こえるといった苦情があった、というのは噂話であり、本当だったのかどうかは確認していない。

そして、市立病院にも医療スタッフが整い、移植手術へ向けて本格的に動き出す。病院の腎移植業務に対して厚生大臣から表彰されたのは昭和六十三年のことである。金銭欲や名誉欲のない、現代の赤ひげ医師のような万波先生だから、この表彰についてもあまり喜んでいなかったという。

常に、威張ったところのまったくない、白衣のポケットに手を突っ込んだスタイルである。時おり、遅い昼食に焼き芋をほお張っていたりする。市立病院の前には、夏以外にはいつも焼き芋屋がいるのである。私もよく買って食べていたが、鳴門金時でとても美味である。

こんな万波先生だから、世間からは変わりものと見られていたようだ。

患者からは、全幅の信頼が寄せられており、宇和島を中心に、近県の人、そして日本全国からも万波先生を頼って宇和島を訪れるようになっていった。

厚労省　臓器移植対策室へ提言

万波先生が、別の意味で世間の脚光を浴びたのは、病気腎移植の問題が起きたからである。

ちょうど、私たちが逮捕されたのと時を同じくしていたから、このあたり世間の人は記憶が入り混じってしまっているかもしれない。

もちろん、私たちの起こした（巻き込まれた）事件と、この病気腎移植の問題とは、ともに根底には死体からの腎臓移植が圧倒的に少ないという現状がある。だが、あくまで私が逮捕され、有罪となった事件は、私という特定の患者と、A子さんという特定のドナーの関係の問題である。しかし、病気腎移植の問題は、もう少し広範な、そして基本的な問いかけなのである。現時点では、厚生労働省は病気腎移植は原則として禁止している。臓器移植法の改正運用指針として決められた。患者の声は届かなかったのかと、肩を落とした人たちを何人も知っている。

私は、以下のような内容の文章を厚生労働省に送った。病気腎禁止移植法の運用指針改正案への意見公募に対してのものである。

《厚生労働省　臓器移植対策室　御中

もし、あなたの命があとわずかと宣告されたら！

もし、あなたの肉親、身内に提供者がいないとしたら！

あなたは病気腎でも喜んで移植を望むでしょう！

私も、万波先生に生体腎臓移植をしていただいた患者の一人です。

当初は透析での苦労で、不定愁訴に襲われ、歯を食いしばって死にたくない一心で我慢しつづけました。それでも、不運にも尿毒症の末期となり、余命三ヶ月と宣告されたのです。身内ともめた後、幸いにも移植に踏み切ることができ、あの地獄のような日々から夢の生還を成し遂げ、いまは生きている喜びを噛みしめています。

しかし、現在、万波先生の疲れ弱ってやつれた姿が気になってしかたありません。

厚生労働省は、病気腎移植は禁忌中の禁忌と決めたようですが、病気腎でも度合いに応じ（最悪のガンは別として）移植のできるガイドラインを決めれば良いと思います。

それと医療の透明性を確保すれば、問題ないと思うのです。

長い期間の入院生活で、多くの苦しむ患者の方々を見てきました。

透析も長い間、つづけていれば、動脈硬化を起こし、血管の中にブツブツができ、血液も通わなくなり、手足の切断、脳梗塞や突然死などにつながることもあります。

私は、そうして亡くなった人たちを何人も見てきました。

病気腎であっても年間二千人の命が救われています。

死体腎では四国で年間二人程度です。

もちろん、これには根本的な認識不足とドナー不足とが原因していると思われますが……。

人は生まれてきた以上、生きる権利があります。苦しんでいる患者にせめて光を与えてください。そんな一生懸命に生きている人に、私はエールを送りたいのです。

ぜひとも、もう一度、よく考えてください。》

この文章を厚生労働省に送った翌日、毎日新聞がインタビューに来た。

それは、二〇〇七（平成十九）年七月十四日付の新聞に掲載された。

もちろん、ここでの私の扱いは「臓器売買で有罪判決を受けた男性」であり、その男性が「新たな臓器売買を出さないためにも幅広い移植の可能性を考えてほしい」と訴えかけたというものである。

医療は患者のために

一方で、マスコミ関係者にも法曹界にも、万波先生の手によって病気腎移植手術を受けた人たちが何人かいる。みな、いまも元気にしていて、患者からの意見を届けようと努力しているのだ。

私じしんも病気腎移植そのものには賛成である。捨ててしまう腎臓があり、それが腎臓病患者の腎臓として使えるのであれば、そしてあとわずかの命と宣告され、本人も病気腎と納得のうえで移植して欲しいと願うのなら、こうした腎臓も使っていいのではないだろうか。

治療はあくまで患者のためであり、医師や法律が一方的に禁止するものではない。

私が臓器売買によって犯罪者とされ、有罪判決を受けた経験に即して言うならば、善意と無償とを前提にする臓器移植には、あまりに無理があると思える。

身内からの移植であっても、やはりドナーは二ヶ月程度の休職を余儀なくされてしまう。このとき、それこそ息子や娘であったとしても、二ヶ月分の給料程度は患者の側が負担してやれないものだろうか。また、そうした思いもまた「罪」なのだろうか。

つまり、こうした負担金がなければ移植ができない、というようにするのではなく、あくまで余裕のある患者が「結果として」ドナーの給与分ぐらいは負担してやる。余裕のない患者には、たとえば国などが援助して、やはりドナーの負担を軽減してやる。あるいは、保険によってドナーへの負担をまかなうシステムも考えられる。そろそろ、そういう制度作りを考えていいのではないか。

そうでなければ、いつまで経っても、海外へ行って高額なお金を出して移植手術をする人たちは後を絶たないであろう。

平成十九年二月十五日、ヘリコプターの爆音がけたたましく鳴り響き、県立新居浜病院から北海道、埼玉、岡山、福岡、そして松山へと脳死患者からの臓器が運ばれた。県内では初めての脳死患者からの臓器摘出、移植であった（全国では五十一例目）。

臓器移植法施行から十年にして、県内初なのである。この数をどう見るか、だ。

心停止をも含めた死体ドナー数は低迷しつづけている。とくに腎臓移植は、圧倒的に生体腎が多い。

「臓器移植の本道は死体移植」との原理原則論が空虚に聞こえる。

感謝と人間不信でえた未来の希望

慢性の腎不全患者は、毎年一万人ずつ増えつづけている。けっして、のんびりと構えていてはいけないのだ。

私も一瞬頭をよぎったのだが、動物の腎臓でもいいから移植してほしいと願っている患者が大勢いるのである。そうした研究をつづけている医師もたくさんいる。

透析の辛さが、移植を希望させるのである。それぐらいだから、当然、病気腎であっても移植してほしいと望む患者は、もっと多く存在するのである。

また、医師の側でも、「面倒な手続きなしで病気腎移植が許されるのなら、やりたいと思っている移植医は少なくない」と言っている。

それまで、数多くの病気腎移植を行なった万波先生は、この移植の有効性を確信しながらも、「国が禁止するのなら、もう、手術することはないだろう」とも語っている。

ただ、平成十九年六月、ドイツでの国際シンポジウムに出席した万波先生は、病気腎移植症例の論文発表が好意的に受け取られたことから、「いずれ欧米で認められたら、日本も認める方向になるのだろう」と手応えを感じているそうである。

患者の側には、それを強く支援する人たちもいる。

判決後、多くの方から励ましの言葉をいただいた。裁判によってボロボロに傷ついていた私の心も少しずつ癒され、だんだんと元に戻りつつある。

もちろん、批判も聞こえてきたし、耳に入ってこない批判も山ほどあったことだろう。出来る限りすべての、励ましもご批判も素直に受け止め、犯した罪を反省し、以後、自分に厳しく生きていこうと考えている。自身の軽率が招いたとはいえ、社会的制裁も十二分に味わった。

私も妻も、万波先生、ドナーに対してはひたすら感謝しつづけている。いまの私があるのは、この二人のおかげなのだから。

ただ、ドナーに対しては、本当のこと、真実だけを世間に述べてほしかったという思いは残る。彼女の一方的な訴えによって、私たちは初めから罪人扱いされ、長いこと好奇の目にさらされてしまったのだから。

妻にしても、二十数年来の友人としての絆も絶たれ、そのせいか、ある期間、私たちは他人を信じられなくなったりもしたのである。

それも友人、知人たちのおかげで回復されつつあるが。

万波先生については、私たちのせいで事件に巻き込んだ形になり、申し訳なかったという思いである。詫びても詫びきれないのかもしれない。

そして、より多くの人に腎臓病について知ってほしいとも願っている。

腎臓病は気がつかないうちに進行し、症状が表れてからでは手遅れになることも多い。早期発見と治療が重要なのである。

私の場合も、そうだった。

日頃から尿の色、泡立ち、臭い、などをチェックしておくべきである。

高血圧、糖尿病、高脂血症、通風、膠原病などが引き金となり、腎臓が病に冒される。私は、糖尿病が原因だった。

まず、脱力感が表れる。血尿、下痢、嘔吐、頭痛、貧血、めまい、悪寒などなど、最終的には尿毒症を引き起こす。

一度、腎不全になれば、二度と元の体には戻らない。

透析か移植か、最後に残された道はこのいずれかになってくる。

強い精神力も必要になるだろう。心身ともにダメージを受けるので、それに耐えうるだけの強靭さが要求されるのだ。

それだけの重荷を背負って歩くようなものだから、初めから腎臓病にならないように気をつけるにこしたことはないのだ。

健康の大切さ、それは病気になって初めて分かることであると、いまさらになって私も思い知らされているのである。

終章　闇の向こうに

いまだ問題解決の糸口さえ見えてこない病気腎移植の問題だが、腎臓を患っている者たちを脅かすような記事が、二〇〇八（平成二十）年二月、地元の「愛媛新聞」一面に載った。
《宇和島徳洲会病院の万波誠医師らによる病気腎移植問題に絡み、厚生労働省と愛媛社会保険事務局は十二日までに、同移植が省令で原則禁止する特殊療法に当たるほか、監査過程で不正・不当な診療報酬請求が判明したとして、健康保険法に基づき、同病院の保険医療機関の指定と、万波医師と同病院泌尿器科の男性医師一人の保険医登録をそれぞれ取り消す方針を固めた。万波医師の前任地の市立宇和島病院についても保険医療機関の指定取り消しの方向で最終協議に入った》（二〇〇八年二月十三日付）
　病気腎移植とは省令で禁止されている特殊療法に当たるし、なおかつその際の診療報酬が不正・不当に請求されていた、というのだ。保険医療機関の指定と保険医登録の取り消しとは、つまり、宇和島徳洲会病院、そして市立宇和島病院の全診療科で健康保険が使えなくなるということであるし、万波医師ともう一人の医師についても、どこで診療しようとも同じく患者は健康保険を使えない。全額自己負担ということだ。そして、再登録には最低でも五年間の時間を有することになる。現在の日本において、事実上の医師廃業、あるいは休業通告であると言えるだろう。

ただ、市立宇和島病院だけでも年間十五万人強が通院し、一万五千人が入院するのだから、とてつもないほど大きな影響が出るだろうことは必至である。

これに対して愛媛県松山市に本部がある「移植への理解を求める会」では、すぐに異義申し立てを行なった。「修復腎（マスコミでいう病気腎）移植にご理解を」という文書である。この行政処分はマスコミなどによる誤った、偏った報道に基づいているため、それを正して、公正な判断を下してほしいというものだ。そのため、次のような理由を挙げ、多くの人に「ご理解とご協力」を求めている。

《1　万波医師は金銭欲、名誉欲は一切もたず、ただ目前の患者を救うために努力した結果、修復腎移植を行なった。

2　万波医師の修復腎移植は42症例を全体的に評価すれば成績の良好なものであり、すべての患者さんから不満は聞かれない。

3　オーストラリアでは癌の腎臓の修復腎移植49例を実施し、癌の再発はない。今年1月には米移植外科学会は万波論文を優秀なものとして表彰した。

4　修復腎移植は万波医師と同様の方法で、すでに他の医師が全国で90例以上手掛けており、また、万波先生も修復腎移植を始めた当初、厚労省から保険医療として行なってよいとの了解を得ていた。その証人も複数存在する》

これらは、いままで書いてきたとおり、私じしんが賛同していることばかりである。多くの人にとっても、そうだったろう。この「理解を求める会」では署名活動も行ない、五月までに約七十一万五千人にも達した。

問題の拠り所が少しずつ見えてきたとは言える。

なお、二つの病院の保健医療機関の指定取り消しと、万波医師ともう一人の医師の保険医登録取り消しは、結論を先送りされ、二〇〇八年七月現在も宙に浮いたままである。

実は、こうした揺れ動きには、超党派の国会議員約七十人で構成する「修復腎移植を考える超党派の会」の活動も大きく関係している。この会が五月、厚生労働省と真っ向から対立する見解を公表したのである。

中身は、条件付で病気腎移植を認めるというものだった。これまでの症例の一部の腎摘出が適切だったかどうかに「疑問は残る」としつつも、臓器不足を考慮すると、病気腎移植は「第三者委員会によるドナーの疾患の客観的な評価や、適切なインフォームドコンセント（十分な説明と同意）の確認等を要件とすれば認められると考えられる」としているのである。

さらには、病気腎移植について、高度医療や先進医療の枠組で保険診療を認めていくべきだと、一歩踏み込んだ見解も述べている。

この見解を報道した新聞記事で、平沢勝栄会長代行が「もし（保険医登録取り消しなどの）処分を下せば（処分差し止め訴訟など）司法の場でおそらく争われる。国が勝てるのか」と疑義を呈している（「愛媛新聞」二〇〇八年五月十四日付）。そして、十年後にこの取り消しの判断が間違っていたとなった場合、誰が責任を取るのか、と。

一方で、病気腎移植を真っ向から否定している日本移植学会などが、こうした国会議員の動きに、「万波医師や宇和島徳洲会病院を何としても救おうとの考えがベースにあるように思える」と反発しているのは当然のことだろう。とにかく「政治家がどう言おうと、われわれは従来の見解を大きく変えることはない」（寺岡慧・日本移植学会理事長）という頑なな姿勢なのである。

このように現状としては、右に左に、上に下にと揺れ動きながら、さて、どのあたりに落ち着くのか、まったく予断を許さないところである。

そして、現在、医師の側、患者の側が参加して、いくつかのシンポジウムやワークショップなども開かれつつある。私たち患者から見れば、「まだ、この段階なのか……」というのが正直なところだが、それもまた致し方ない。

とにかく、闇の向こうに光明を見出さなければ、歩んでいく気力さえ持ち得ないのだから。かつての私が、ドナーが見つからないために、絶望の淵に佇んだように。

しかし、いつかは必ず、この闇の向こうに光が射し込むはずである。
それこそが、誰もが待ち望んでいる、希望の光なのである。

あとがき

私は、臓器移植法違反により有罪判決を受けた。

懲役一年、執行猶予三年である。

ここまで正直に綴ったように、私じしんその過ちの深さを痛烈に感じている。どうして、あんなことをしたのか。なぜ、ああいう決断をしたのか。いま思い出しても、胸が苦しくなることばかりである。

しかし、それでも私は生きている。あの辛い留置生活のせいもあって車椅子生活になってしまったが、こうして息をしているのだ。

あのとき私が移植手術を受けなければ、すでに死んでいた可能性は高い。生きていたから罪にも問われた。

そんな私が、いま、こうした手記を書いている。そのことに不思議を感じずにはいられないのである。

もしかすると、私に起きたことは非常に特殊なケースなのかもしれない。そうそう頻繁に起こり得ることではないのかもしれない。ただ、こうも思うのだ。かなり特殊なケースではあっても、私じしんが特殊だったわけではない。ごく普通の、地方に暮らす一市民である。

忙しく仕事をし、子どもも孫もいて、お酒もタバコもやるが、けっして並外れていたわけではない。

ということは、この特殊なケースは、誰にでも起こり得るということもまた事実である。今日、明日、あるいは来月、来年、突然に病に陥って腎臓移植を必要とする可能性、ドナーが見つからず、悪戦苦闘する可能性は、けっしてゼロではないのである。

そのとき、私のように罪を犯すことなく、当たり前のように臓器移植が行なわれ、再び健康に生活できる人が、一人でも増えることを願っているのだ。

日本で初めての臓器移植法違反がどのように起きて、どのように裁かれたかを詳しく語ることが、その一助になれば幸いである。

この本は多くの人の協力があって初めて書き上げられた。とりわけ足の不自由な私の取材や資料収集などのサポートをしていただいた山村基毅氏、またこの出版に尽力してくださった元就出版社社長の浜正史氏に心から助けられた。

改めて、この場を借りて感謝いたします。

二〇〇八年七月、暑い夏を前にして　　山下鈴夫

【著者紹介】

山下鈴夫（やました・すずお）

1947年３月29日、青い海と緑に囲まれた漁業の町、愛南町に生まれる。

1965年より水産業に携わる。

1972年頃から宇和島市で鮮魚業を営む。

1977年頃から韓国、中国との魚類貿易を手がける水産物輸出入業者として現在に至る。

2003年頃から体調を崩し、2004年３月、宇和島市立病院に入院。

2004年４月、宇和島徳洲会病院に転院、腎不全が判明。

2005年９月28日、同病院で生体腎移植手術を受ける。

2006年10月１日、臓器移植法違反（臓器売買）容疑で逮捕される。

2006年12月26日、判決は懲役１年執行猶予３年で釈放される。

激白 臓器売買事件の深層

2008年８月29日　第１刷発行

著　者　山　下　鈴　夫
発行人　浜　　　正　史
発行所　株式会社　元就《げんしゅう》出版社
〒171-0022 東京都豊島区南池袋4-20-9
サンロードビル2F-B
電話　03-3986-7736 FAX 03-3987-2580
振替　00120-3-31078
装　幀　唯　野　信　廣
印刷所　中央精版印刷株式会社
※乱丁本・落丁本はお取り替えいたします。

ISBN978-4-86106-167-7　C0095

松井寿一

がんを友に生きる

空蟬橋を渡ったジャーナリスト

「がん」と知らされたときは「まさか」と戸惑い、「なぜ自分が」と憤り、「どうすりゃいいんだ」と途方にくれた。しかし「いやしくも自分は医療ジャーナリストなんだ」と気をとり直し、これからの一部始終を克明に書き連ねていこうと決心した。

■定価一五七五円